Tala Mohajeri

KÖRPERFLÜSTERN

Für alle roten Zungen & Steffi Habersaat

Seinen Körper zu lieben, ist hohe Kunst.
Versöhnlich mit ihm zu sein, ist der Weg.

Tala Mohajeri

KÖRPERFLÜSTERN

DER HEILSAME DIALOG MIT DEINEM KÖRPER

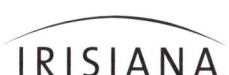

INHALT

Ein Körper besteht aus Klang.
Manche Kompositionen bringen dich zum Tanzen
und andere zum Schreien.
Mach dich vertraut mit deinem Takt.

VORWORT

KÖRPERFLÜSTERN –
EIN WEG ZU MEHR
SELBSTWAHRNEHMUNG

———

Solange unser Herz schlägt, haben wir einen lebendigen Körper. Einen einzigartigen Körper, der uns unser ganzes Leben lang in allen Situationen begleitet. Sich mit seinem Körper verbunden zu fühlen, ist ein wichtiger Aspekt, den wir in unserer so schnelllebigen Zeit voller Sinneseindrücke nicht vernachlässigen dürfen. Wir setzen unseren Körper einer großen Informationsvielfalt, komplexen Anforderungen und raschen Veränderungen aus. Wie gut aber kennen wir unseren eigenen Körper überhaupt und wie gut wissen wir um seine Bedürfnisse? Verlieren wir nicht schon beim Versuch, mit der beschleunigten Taktung des heutigen Lebens mitzuhalten, oft den Kontakt zu uns selbst?

Die Stimme unserer Körperseele ist dann nur noch ein zartes Flüstern. Wir müssen schon sehr aufmerksam zuhören, um die Weisheit des Körpers zu verstehen und seine Bedürfnisse wahrzunehmen. Bei vielen Menschen schwindet im »Alltagsgezwitscher« die bewusste Wahrnehmung dafür, dass wir körperliche Individuen sind.

Wie präsent empfindest du dich in deinem Körper? Jetzt! Atmest du gerade flach oder ist dir nach einem tiefen Atemzug? Nimmst du deine Körperempfindungen wahr, die groben wie die feinen? Wie körperlich ist dein Leben gestaltet? Fühlst du dich vital in deinem Körper, oder ist dir mehr danach, Gras auszureißen anstatt ganzer Bäume? Läufst du durch die Straßen mit halb leerer oder mit voller Batterie? Fühlst du deinen

Körper nur, wenn du verspannt oder krank bist? Worin besteht für dich der Unterschied zwischen Verspannung und Anspannung in der Muskulatur? Wie gehst du mir dir um, wenn Krankheiten deinen Körper verändert haben? Behältst du einen liebevollen Blick auf dich, wenn dein Körper geschwächt ist und nicht so funktioniert, wie du es dir wünschst? Können Körperbeschwerden eventuell auch Botschaften vermitteln, die dir auf den ersten Blick nicht bewusst sind? Wie gesund kann ein Körper sein angesichts der Umweltbelastung, die uns tagtäglich umgibt?

Seit Langem beschäftigen sich die Menschen mit Fragen des Körperempfindens und der Gesundheit. Ist der Körper ein Wesen mit eigenem Willen, Agieren und Ausdruck? Wie sehr wirkt die Seele auf den Körper ein?

Ich will versuchen, in diesem Buch Antworten auf all diese Fragen zu finden.

DER MENSCHLICHE KÖRPER – EIN KREATIVES WUNDERWERK

Unser Körpergedächtnis funktioniert wie eine Enzyklopädie, keine Erfahrung geht verloren. Wir können in einen Dialog mit unserem Körper treten und ihn fragen, wie es um unser Wohlbefinden bestellt ist. Er ist außerdem ein wundervoller Geschichtenerzähler. Es lohnt sich, in ihn hineinzuhorchen, auch wenn wir nicht immer gerne hören, was er zu vermitteln versucht. Viele Geschichten beginnen mit Leere, Trauer, Scham, Wut oder Angst, aber sie sind auch immer wieder durchdrungen von Mut, Hoffnung, Ausdauer und der Entdeckung der Überlebensfähigkeit.

Manchmal ist der Körper auch tückisch: Wir haben unser Bestes gegeben, ihn mit Komplimenten und gesundem Essen versorgt, ihm jede erdenkliche Beachtung geschenkt, wir sind sportlich – und trotzdem will er nicht so, wie wir eigentlich wollen. Dann gilt es, sich zu erinnern, dass die Gesetze des Lebens nicht immer dem Prinzip von Ursache und Wirkung folgen, sondern auch ein großes Geheimnis in sich bergen. Das Leben lässt sich nicht kontrollieren.

Die Ursachenfindung einer Krankheit ist ein sehr komplexes Thema und kann eine lange Reihe von Fragen und Antworten nach sich ziehen – oder bleibt manchmal auch ein ungelöstes Rätsel. Wir sind umgeben von einer Fülle von Behauptungen, Zuschreibungen, Fantasien, Interpretationen und Statistiken, wenn es um den menschlichen Körper geht. Sich auf die Spurensuche von Fragen und Antworten zu machen und darüber mit dem eigenen Körper in Verbindung zu sein und Erkenntnisse zu sammeln, bereichert die Lebendigkeit sehr.

Dieses Buch soll dir Mut machen, liebe Leserin und lieber Leser, denn der Körper kann auf Überforderung, Lärm, Sinnesbeeinträchtigungen, Stress, Umweltbelastung, Lieblosigkeit, Süchte und vieles mehr sehr unterschiedlich reagieren. Egal, wie sehr wir an Störungen des Wohlbefindens und chronischen Erkrankungen leiden, unser Körper ist anpassungsfähiger, erfinderischer und viel robuster, als wir manchmal denken. Ich begegne sowohl in meiner Praxis als Heilpraktikerin als auch im privaten Umfeld, im Freundes- und Familienkreis kranken Menschen, die oftmals von Schicksalsschlägen gezeichnet sind und vielleicht im klassischen medizinischen Sinne nicht als gesund gelten. Dennoch sind sie emotional und körperlich an ihrer Erkrankung »gereift« und haben dadurch Heilung erfahren. Doch wie kann das funktionieren? Die Geschichten aller dieser Menschen haben einen gemeinsamen Nenner: Sie sind mit ihrem Körper und ihrer Seele in den Dialog gegangen und waren bereit, Körperbeschwerden als einen inneren Reifungsprozess zu begreifen. Ihre Körpersymptomatik war ihnen eine Stütze, dem Mysterium des Lebens näherzukommen.

Unserer Lebensgeschichten sind dynamisch und vielfältig. Jede Körperlandschaft ist einzigartig und zu jedem Körper gehören Narben und Blessuren ebenso wie Erinnerungen an die freudigen und festlichen Ereignisse, die uns bereichert haben. Jeder Körper fühlt sich anders an. Alles, was wir im Laufe unseres Lebens erfahren oder entbehrt haben, prägt uns. Wir sind, was wir essen. Wir sind unsere Beweglichkeit. Wir sind die genetische Konstitution, die unsere Vorfahren uns mitgegeben haben – und wir sind noch vieles mehr.

Unser Körper ist ein offener Kelch, der gefüllt wird von den Eindrücken, denen er von uns ausgesetzt wird.

Alle diese Eindrücke und Informationen formen uns und drücken sich durch innere und äußere Haltungsmuster aus. Unser Handeln und unsere Bewegungsabläufe werden dadurch gesteuert.

> Wer seinem Körperflüstern lauschen möchte, braucht Achtsamkeit, denn leise, zart, verhalten ist die Sprache des Körpers. Das Körperflüstern wahrzunehmen, eröffnet Heilräume, die fernab vom Lärm deines Verstandes oder von den Geräuschen der Welt auf dich warten.

Wohlbefinden und Harmonie haben verschiedene Facetten und können genauso in einem geschwächten Körper zu finden sein wie in einem gesunden. Manchmal meldet sich der Körper mit heftigen Krankheitsprozessen und fordert deutlich Aufmerksamkeit ein. Vielfach erlebe ich bei meinen Patienten, dass sämtliches Wohlwollen und jeder Respekt gegenüber der eigenen Körperlichkeit verschwinden. Die Wahrnehmung des Schmerzkörpers dominiert. Vertrauen und Geduld sind dann wichtige Wegbegleiter durch diese Art des Körperempfindens. Ein (chronisch) kranker Körper lehrt uns viel über Demut und Bescheidenheit. Im Krankheitsfall oder im Lärm des Alltags wird selten ein liebevoller Blick auf den Körper gewahrt. Wir befinden uns im Hamsterrad der Wertung und des Vergleichens: jung gegen alt, dick gegen schlank, gesund gegen krank, erschöpft gegen vital. Dabei vergessen wir, dass wir alle schon vollkommen gemacht sind. In uns ist eine ganze Bibliothek an Wissen gespeichert, die Inhalte sind uns vertraut, nur neigen wir dazu, diese Weisheit nicht zu nutzen oder zu vergessen. Es liegt an uns, den Körper in seinem Ausdruck zu verstehen und der eigenen Wahrnehmung zu vertrauen. Jede liebevolle Auseinandersetzung mit deiner Körperlichkeit lohnt sich, denn es bleibt die beste und wichtigste aller Altersvorsorgen.

In meinem ersten Buch *Die Wildnis in dir* war es mir wichtig zu vermitteln, dass der Mensch an die Gesetzmäßigkeiten der Natur angeschlossen und mit ihr verbunden ist. Das Wissen, das ich in diesem Buch vermitteln möchte, ist jenes, dass wir unserer Körperweisheit vertrauen können. Auf seinen Körper zu hören und ihm liebevolle Achtsamkeit zu schenken, erscheint uns vielleicht fern. Im Alltag unserer modernen westlichen Welt verlangen wir von unserem Körper, dass er wie eine Maschine einwandfrei funktioniert. Fraglos, klaglos und selbstverständlich bis ins hohe Alter. Darüber vergessen wir, dass unser Körper seine eigenen Ansprüche hat, auf seine eigene Weise reagiert und sich ausdrückt.

Als Heilpraktikerin mit den Arbeitsschwerpunkten Pflanzenheilkunde und Körperarbeit komme ich täglich mit den unterschiedlichsten Menschen in Berührung. Über die Jahre habe ich gelernt, dass ich mich auf die Körperweisheit meiner Patienten verlassen kann. Die Ausdrucksfähigkeit des Körpers ist der rote Faden meiner praktischen Arbeit, denn der Körper ist immer ehrlich. Er ist wahrhaftig und verdient in jedem Fall, betrachtet und berührt zu werden. Auf den Körper zu hören, ist eine der wichtigsten Voraussetzungen für die Auseinandersetzung mit der eigenen Gesundheit. Je besser wir unsere Körperbedürfnisse verstehen, umso leichter fällt es uns, ihn liebevoll und verantwortlich zu behandeln. Wir haben die Macht, unseren Genesungsweg aktiv mitzugestalten.

Das Ziel dieses Buches ist es, dass du deinen Körper besser kennenlernst und die Liebe zu dir selbst dadurch stärkst. Dass du deinen Körper durch alle Lebensstürme hindurch als einen guten Freund, als gute Freundin betrachtest und nicht als einen Unbekannten, der neben dir herläuft, oder gar als Feind. Dein Körper gehört zu dir, egal, welcher Mangel oder welche Fülle ihn auszeichnet.
Je besser wir uns auf der seelischen und körperlichen Ebene kennenlernen, umso mehr wächst das Bewusstsein dafür, warum Disbalancen sich im Körper manifestieren können. Keine heilsamen Worte und Gesten zu finden, wenn wir uns geschwächt fühlen, ist ein großer Mangel in unserer leistungsorientierten Gesellschaft.
Diesem Mangel möchte ich mit diesem Buch begegnen. Ich hoffe, dass deine Neugier geweckt ist.

Lass deine Füße den Boden bereisen.
Bete für dein Gedeihen.
Staune über dein Wachstum.

EINFÜHRUNG
DIE EINHEIT VON KÖRPER UND SEELE

Eine kleine Geschichte zum Einfühlen in dieses Kapitel …

Vor langer Zeit lebte ein Mann namens Luc in einem kleinen Dorf in der Nähe großer Berge. Luc, der Fleißige – so wurde er von allen im Ort genannt. Luc war nicht nur groß und gut aussehend, er war vor allem eines: sehr geschäftstüchtig. Er war stets bemüht, die besten Ergebnisse zu erzielen. Seine Kinder und seine Frau liebten ihn. Ihm war es wichtig, alle Menschen in seiner Umgebung zufriedenzustellen. Er verbrachte viel Zeit mit Arbeit. Eigentlich war er zufrieden, doch es gab da immer häufiger dieses komische Gefühl in seinem Magen. Egal, wie tatkräftig er eine Aufgabe anging, sein Magen rebellierte. Weder Ärzte noch Freunde wussten Rat. Das komische Gefühl in seinem Magen meldete sich eines Tages auch nachts. Das hatte zur Folge, dass das Leuchten um seine Augen mehr und mehr abnahm. Eine Trauer machte sich in ihm breit und beschwerte sein Gemüt. Sein sonst so kräftiger Körper wurde immer müder und müder. Eines Tages bat ihn seine Frau, nun endlich die Dorfälteste aufzusuchen. Vielen hatte sie bereits geholfen, vielleicht kannte sie eine Antwort auf sein Problem. Luc folgte dem Rat seiner Frau.
Als er vor der Ältesten stand, bekam er folgenden Hinweis von ihr: »Du musst dich auf die Suche nach deiner Seele machen, nur dann wirst du wissen, was dein Magen von dir will!«
»Seine Seele suchen, ach, das wird einfach sein«, dachte sich Luc. Er fing an, mit vollem Eifer und aller Kraft zu suchen. Keine Fußmatte im Dorf war

mehr sicher vor ihm, unter jedem Stein schaute er nach. Schnell merkte Luc, dass im eigenen Dorf seine Seele nicht zu finden war, und er ging auf Reisen. Er überquerte Flüsse, Wüsten, wanderte umher, und als er sich eines Tages völlig erschöpft vor einem großen Berg niedersetzte, dachte er sich, es werde niemandem schaden, sich am Fuß dieses Berges auszuruhen. Er schlief sofort ein. Er schlief und schlief, es vergingen einige Tage und Nächte, er schlief immer noch. Am Morgen des siebten Tages öffnete er langsam seine Augen, das Sonnenlicht blendete ihn. Um ihn herum war vollkommene Ruhe. Nur ganz aus der Ferne hörte er leise immer wieder folgenden Satz: »Nun warte doch auf mich – nun warte doch auf mich.« Luc tat nichts, blieb geduldig liegen, und plötzlich stand seine Seele vor ihm und sagte hechelnd: »Nun warte doch auf mich, nun warte doch, du bist mir zu schnell.« Verblüfft schaute er auf seinen Bauch und stellte fest, dass er das komische Gefühl im Bauch schon lange nicht mehr wahrgenommen hatte. Der Glanz um seine Augen kehrte zurück, als er herzhaft über sich selbst zu lachen begann.

Die Geschichte von Luc kommt sicher vielen von uns bekannt vor: Symptome melden sich und fordern so lange unsere Aufmerksamkeit, bis wir bereit sind, uns mit ihnen auseinanderzusetzen. Dabei ist es gar nicht so leicht herauszufinden, ob die Seele die treibende Kraft ist oder der Körper Bedürfnisse hat, die wir nicht wahrgenommen haben. Ist es überhaupt zu unterscheiden, welche Medizin der Körper braucht und welche Medizin die Seele? Ist die Seele vom Körper überhaupt zu trennen? Betrachte ich Körper und Seele als Einheit, dann gilt für Heilung folgender Satz:

HEILE ICH MEINEN KÖRPER, DANN HEILE ICH MEINE SEELE
– UND UMGEKEHRT.

Fakt ist, dass für mich als spiritueller Mensch die Seele existiert. Es gibt viele Definitionen des Begriffs »Seele« und ich möchte in diesem Buch keine weitere hinzufügen. Der Einfachheit halber werde ich auch keine Unterscheidung zum Begriff der Psyche machen. Für mich beinhaltet der Begriff der Psyche die Gesamtheit des menschlichen Fühlens, Empfindens, Denkens und ist gleichzeitig verbunden mit dem Spirituell-Geistlichen.

DIE GESAMTHEIT BETRACHTEN

Ich habe Respekt vor allen Religionen, Weisheitslehren und dem psychologischen Wissen. Für mich ist die menschliche Seele eingebettet in ein größeres Ganzes und gleichzeitig auch Teil eines universellen Geistes. Dieser Geist ist ebenso Teil des Körpers wie der Seele. Körper, Geist und Seele bilden eine untrennbare Einheit. Darauf fußt alles, worüber ich in diesem Buch schreiben werde. Das eine kann ohne das andere nicht existieren. Das eine unterstützt und festigt das andere und umgekehrt.

Viele Menschen glauben unabhängig von ihrer religiösen Ausrichtung an ihre Seele, obwohl eine Seele weder greifbar, sichtbar noch irgendwie messbar ist.

Schon sehr lange gilt der rationale Verstand als Maßstab aller Dinge, und in vielen spirituellen Praktiken misst man dem Körper einen »niedrigeren« Wert als der Seele bei, da der Körper der Vergänglichkeit unterliegt. Zum Glück beobachten wir seit einigen Jahren dazu eine Kehrtwende im allgemeinen Bewusstsein. Man stellt fest, dass ein Körper keine Maschine ist. Manchmal können wir ihn vielleicht einfach »reparieren« lassen oder jahrelang Symptome mit Hilfsmitteln gut kompensieren, aber irgendwann macht der Körper sich als fühlendes Wesen bemerkbar. Die Suche nach Alternativen, nach ganzheitlicher, holistischer, Medizin nimmt immer mehr zu. Unter dieser Perspektive wird der Mensch wieder als Teil des Kosmos betrachtet, der sich seine Gesundheit erhalten kann, wenn er mit dem Kosmos und der Natur im Gleichgewicht ist. Körper, Geist und Seele werden nicht länger getrennt voneinander wahrgenommen, sondern als eine verbundene Einheit. Das eine kann ohne das andere nicht existieren.

In meinem Leben gab es zwei sehr prägende Eindrücke, die mich nie mehr daran zweifeln lassen, dass unser Körper von Geist und Seele durchdrungen ist. Einmal durfte ich eine Freundin bei der Geburt ihres Sohnes begleiten. Als ich diesen kleinen, zarten Körper in meinen Händen hielt, wusste ich, dass er schon ein vollkommenes, fertiges Wunderwerk war. Ich fühlte, dass er eine weite Reise hinter sich hatte und mit welchen Wesenszügen er bereits ausgezeichnet war. Er strotzte vor Kraft und war voller Neugier.

Viele Eltern, egal wo auf dieser Welt, werden bestätigen, dass ihr Kind schon gleich nach der Geburt *seelische* Wesenszüge hatte; die Psychologen würden sagen, dass es Charaktereigenschaften mitgebracht hat. Der Fotograf Walter Schels hat mehr als 50 Babys in der ersten Lebensminute fotografiert. Beim Betrachten seiner Fotos erblickte er etwas für ihn Unerwartetes: »Nicht ein geschichtsloses Neugeborenes schaut mich da an, sondern ein Gesicht mit Vergangenheit. Wissend. Uralt.«*

Der zweite sehr nachhaltige Eindruck war für mich die Aussage einer Palliativärztin, die meinte, je länger ich bei meiner Freundin, die zuvor gestorben war, sitzen bliebe, umso klarer könne ich sehen und fühlen, dass die Seele aus ihrem Körper schwindet. So war es! Ihr Körper wurde von Stunde zu Stunde friedlicher. Als ob er sich vom Lebenskampf der letzten Wochen nun endlich verabschieden könnte. So seltsam es klingen mag, aber das Licht im Raum veränderte sich, obwohl die Vorhänge geschlossen waren und von draußen keine Helligkeit hereindringen konnte.

ENTSCHEIDEND IST DIE WAHRNEHMUNG

Ich mache in meiner Praxis täglich die folgende Erfahrung: Berühre ich einen Körper, dann ertaste ich die Einheit von Körper und Seele. Beides gehört zusammen, sämtlicher Dualismus fällt beim Fühlen weg. Körper und Seele sind im stetigen Dialog miteinander und werden genährt durch unsere Aufmerksamkeit. Wir haben nur verlernt, diese Formen von Kommunikation zu verstehen oder ihnen zu vertrauen! Aber die Wahrnehmungsfähigkeit dafür können wir wieder erlernen.

Jeder Mensch hat seinen ureigenen Zugang, was diese Wahrnehmung betrifft. Manche hören oder riechen, wenn der Körper versucht, ihnen etwas zu vermitteln. Oder sie haben eine andere »Antenne« dafür. Ähnlich wie beim Sättigungsgefühl, wenn wir wahrnehmen, dass es genug ist.

_____

* *Quelle: Andere Zeiten Kalender 2018, Hrsg.: Andere Zeiten e. V.*

Mein persönlicher Zugang besteht darin, dass ich das Körperempfinden bei anderen Menschen am besten durch meinen eigenen Körper wahrnehme. Mein Körper fungiert dann wie ein Resonanzkörper. Klagt eine Patientin zum Beispiel über starke Schulterschmerzen, so kann es sein, dass ich selbst, sobald ich die Hände auf den Körper der Patientin gelegt habe, mein Knie oder einen anderen Bereich meines Körpers deutlicher fühle. Manchmal meldet sich auch eine Emotion wie Traurigkeit oder Angst. Das alles sind für mich Indikatoren dafür, wo ich noch zu schauen und wonach ich noch zu fragen habe, um auf die *tatsächliche* Ursache des Symptoms bei einem Patienten zu kommen.

Für solch eine Form der Wahrnehmung gibt es kaum eine wissenschaftliche Erklärung, allenfalls die, dass meine Spiegelneuronen gut ausgebildet sind. Jegliche Form von Wahrnehmungsfähigkeit kann wie ein Muskel trainiert werden und sie bildet sich stärker aus, je häufiger wir sie benutzen. Meine Hände sind durch die vielen Jahre praktischer Erfahrung wissend geworden und ich kann mich auf sie verlassen. Jeder unserer Sinne lässt sich trainieren, wenn wir bereit sind, ihn zu schulen. Ein blinder Freund von mir hat die Fähigkeit, unglaublich gut tasten und hören zu können. Er sagt, er höre allein am Klang der Stimme, wie es um das Wohlbefinden eines Menschen bestellt sei. Ein einfaches »Hallo« genüge und er könne mir sagen, wie es mir emotional und körperlich gehe.

Tibetischen Ärzten hilft die Pulsdiagnostik. Unterschiedliche Pulsarten und Pulsfrequenzen – wie beispielsweise ein tiefer, langsamer, schneller oder breiter Puls, der je nach Form und Länge des Pulsschlages an verschiedenen Positionen der beiden Handgelenke differenziert wahrgenommen wird – geben Aufschluss über die Konstitution eines Patienten, über den Zustand und die Funktionsfähigkeit der einzelnen Organe. Auch diverse andere Achtsamkeitslehren zeigen auf, wie wichtig es ist, dass wir heilendes Bewusstsein entwickeln und unsere Wahrnehmungsfähigkeit schulen.

Es gilt, hinderliche Verhaltensmuster zu erkennen, und es braucht einen wertschätzenden Umgang mit dem, was sich aufzeigt. Besteht keine

Harmonie zwischen Körper und Seele, können sich Störungen entwickeln und diese wiederum zu Krankheitsprozessen führen.

Bei einigen Krankheits- und Leidenswegen ist die Seele die treibende Kraft der Veränderung und formt unsere Körperbedürfnisse. Wenn wir zum Beispiel einen Mangel an empathischer Berührung in unserer Kindheit erfahren haben, kann ein erwachsener Körper den Wunsch verspüren, so lange achtsam berührt zu werden, bis seine Seele gesättigt beziehungsweise nachgenährt ist und er keinen Mangel mehr auf dieser Ebene wahrnimmt. Und es kommt vor, dass bei der Ursachenforschung von Körpersymptomatik die Grenzen zwischen der körperlichen Wahrnehmung und den seelischen Eindrücken verschwimmen. Die Betrachtung der Psychosomatik ist ein sehr wichtiger Faktor, wenn es um die Körperwahrnehmung und die Entstehung von Krankheiten geht. Im Kapitel »Emotionale Körperlandschaften – der Einfluss der Gefühle auf deinen Körper« ab Seite 137 werde ich näher darauf eingehen.

Wichtig ist mir zu erwähnen, dass ich hier meine ganz persönliche Sichtweise auf den Körper und die Seele wiedergebe. Sie ist gewachsen aus eigenen Erfahrungen, jahrelangen Ausbildungen und wurde immer wieder inspiriert durch die Begegnungen mit spirituellen Lehrerinnen. Ganz grundsätzlich ist sie durch meine tiefe Naturverbundenheit geprägt.

Dieses Buch richtet sich an alle, die neugierig sind auf ihren Körper und Lust haben, etwas für ihr Wohlgefühl zu tun. Ich werde nicht auf einzelne organische Krankheitsbilder eingehen – das ist nicht der Zweck dieses Buches. Um beiden Geschlechtern gerecht zu werden, benutze ich im Wechsel die weibliche und die männliche Form. Ich werde dich duzen, da dies mir und meiner praktischen Arbeit entspricht.

Die Namen in den persönlichen Berichten habe ich geändert und einige Geschichten verfremdet, um die Privatsphäre der Menschen, die ich begleiten durfte, zu schützen.

In diesem Buch werde ich dir eine Vielzahl von Übungen und Meditationen vorschlagen, die du jederzeit anwenden kannst. Sie sind Hilfe zur Selbsthilfe. Die Übungen beziehen sich auf den Bewegungsapparat (Muskeln und Knochen) und das allgemeine Körperempfinden. Sie dienen hauptsächlich der Prävention.

Eine einfache Übung, die du jetzt gleich machen kannst, wenn du magst: Sitzt oder liegst du bequem beim Lesen? Fühlt sich dein Körper dabei entspannt an? Hast du deine Beine übereinandergeschlagen? Wenn ja, warum?
Stell dir vor, du würdest dich aus einer Distanz von zwei Metern beobachten. Würdest du sagen: »So fühlt sich ein Körper wohl beim Lesen«? Wenn nein, dann mach es dir und deinem Körper so bequem wie nur möglich. Atme. Sei einfach da. Auch dieser Moment ist ein Teil deines Lebens.

Es ist wichtig, dass wir Verantwortung für unseren Körper übernehmen. Darum ist es gut, sich so umfassend wie möglich über die eigenen Krankheiten zu informieren, gegebenenfalls eine zweite Meinung einzuholen, auch alternative Medizinsysteme in Betracht zu ziehen. Darum meine Bitte: Wenn du Symptome bemerkst, die einem akuten Notfall entsprechen oder nicht erklärbar sind, hol dir Hilfe und lass die Probleme von einem fachkundigen Menschen aus der Alternativ- und/oder Schulmedizin abklären. Einer der wichtigsten Schlüssel für Heilung ist, dass Menschen andere Menschen brauchen, um zu gesunden. Also hab keine Scheu, deine Empfindungen mitzuteilen.

Am Ende jedes Kapitels findest du jeweils Affirmationen, also aufbauende, positive Bekräftigungssätze. Sprich diese Sätze laut aus, wenn die Affirmation dich dazu anregt. Die Energie folgt der Aufmerksamkeit, daher ist es hilfreich, diese Sätze so häufig wie möglich zu wiederholen und sich dabei leicht auf die Thymusdrüse zu klopfen (diese befindet sich hinter dem Brustbein).

Interessante Informationen über deinen Körper findest du in der »Kleinen Körperkunde« am Ende jedes Kapitels. Zum Beispiel:

Kleine Körperkunde

Das Herz ist nicht links, sondern liegt ungefähr in der Mitte der Brust.

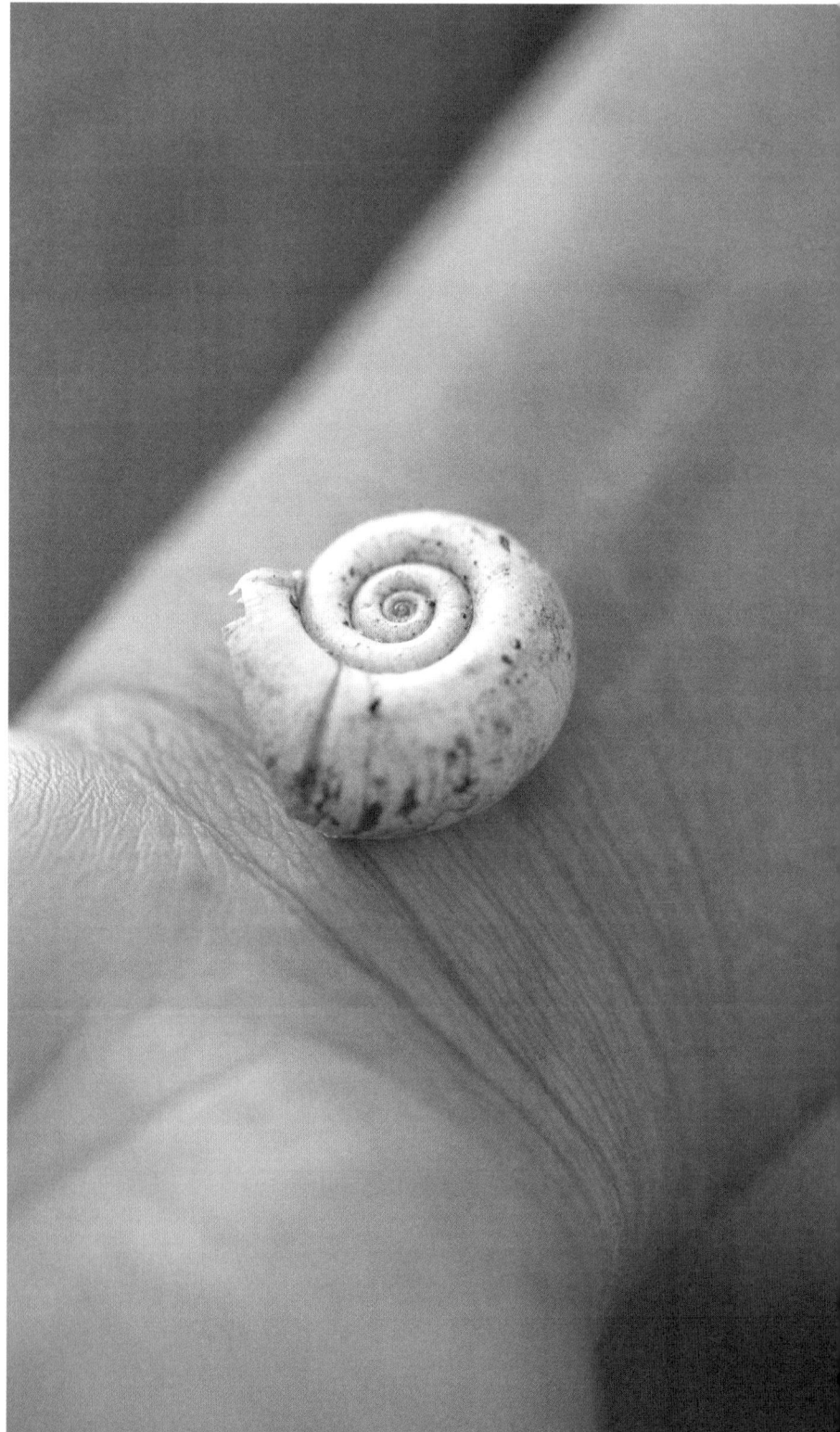

KAPITEL 1:

KÖRPEREMPFINDEN –
DIE VIELFALT VON
GESUNDHEIT UND KRANKHEIT

———

Leitgedanken für mehr Wohlbefinden

Je langsamer wir werden, umso genauer sind wir.
Vor allem: Geh langsam.
Lüge dich nicht selbst an.
Übe dich in Wahrhaftigkeit.
Die Energie folgt der Aufmerksamkeit.
Sei großzügig mit dir.
Jeder Tag ist eine Reise.
Lerne, dich zu fokussieren.
Bleib neugierig.
Setze Grenzen.
Achte auf Kleinigkeiten.
Wenn du nicht mehr weiterweißt, halte an.
Gönne dir Pausen.
Bemühe dich um allumfassendes Wissen.
Sei geduldig mit dir.
Übe dich in Dankbarkeit.
Vertraue dem Prozess.
Lerne still zu sitzen und tiefer zu atmen.
Ehre die Gegenwart.

Kennst du es auch, dass die aufgelegte Hand eines Freundes dich besser erreichen und deutlicher ansprechen kann, als viele Worte es vermögen? Oder dass eine zarte Streicheleinheit den Wunsch nach mehr Kontakt auslöst? Nimmst du auch durch den Händedruck eines Menschen wahr, ob dir dein Gegenüber sympathisch ist oder nicht? Wir unterschätzen sehr häufig, wie viel wir nur durch unsere Hände erfühlen können. Deine Hände können eine angenehme, sogar erotische Gänsehaut über den gesamten Körper schicken, sie können weinende Kinder trösten oder ängstliche Erwachsene beruhigen. Die Fähigkeit, die dir erlaubt, dies alles tagtäglich mit deinen Händen zu erfühlen, ist Körperwissen – das dir übrigens auch vermittelt, ob dieses Buch dich stärken wird oder ob es für dich nicht notwendig ist.

Ein komplexes Geflecht an Nerven und Rezeptoren verleiht deiner Hand das nötige Feingefühl. Heiß oder kalt, spitz oder stumpf, hart oder weich – sie kann sich blitzschnell darüber ein Urteil machen. Von den circa 208 Knochen, die unseren Leib stützen, der zu etwa 70 Prozent aus Wasser besteht, gehören allein 54 zu den beiden Händen. Eine Hand bildet ein sehr ausgefuchstes anatomisches Gebilde mit 27 Knochen, 36 Gelenken, 39 Muskeln, zahlreichen Sehnen und Tausenden Berührungsrezeptoren. Die Muskulatur dient besonders deiner Feinmotorik und ermöglicht damit die kleinsten alltäglichen Bewegungen der Finger. Beugen, strecken, heranführen und abspreizen, das alles können wir so scheinbar selbstverständlich. Schätzungsweise 25 Millionen Mal beugen und strecken wir im Laufe eines Lebens unsere Hände.
Das Wunderwerk der Evolution steckt aber nicht nur in deinen wissenden Händen, sondern es zeichnet deinen ganzen Leib aus. Der menschliche Körper! Hymnen tiefster Bewunderung unzähliger Künstler und Künstlerinnen über das Wunderwerk des Körpers, mit dem wir auf dieser Erde wandeln, füllen ganze Museen. Für manch einen Gelehrten ist er ein Tempel oder dein einzig wahrhaftes Zuhause. Dein Erd-Heim. Für mich ist der Körper das Weiseste, was mich seit meiner Zeugung begleitet. Und solange ich lebendig bin, ist er mir die treuste aller Weggefährtinnen.

WIE DEIN KÖRPER SICH GEHÖR VERSCHAFFT

Körperflüstern? Was ist das? Kann mein Körper sprechen? »Hallo, Körper, wo bist du?«, fragen wir uns manchmal, wenn wir ihn vor lauter To-dos nicht fühlen können. Aber doch: Dein Herz pocht, dein Magen knurrt, deine Lungen können rasseln, deine Arterien pulsieren, dein Darm gibt die unterschiedlichsten Geräusche von sich, manche Gelenke knacken, aus dem Mund entweicht manchmal ein leiser oder lauter Rülpser – ein lebendiger Körper gibt so einige Töne oder hörbare Laute von sich. Niesen wir oder bekommen wir Schluckauf, dann meldet sich der Körper unüberhörbar zu Wort. Wenn ich von Körperflüstern spreche, meine ich natürlich nicht diese Art von Klängen.

Körperflüstern ist eine Sprache ohne Worte. Man lernt, auf die Bedürfnisse des Körpers zu hören, und folgt seiner intuitiven Wahrnehmung. Jeder Mensch verfügt über unterschiedliche Wahrnehmungskanäle und ein intuitives Wissen in sich. Dieses Wissen ist in unseren Körperzellen gespeichert und zeigt sich manchmal völlig überraschend. Albert Schweitzer drückte es mit diesem schönen Satz so aus: »Jeder von uns hat einen inneren Arzt, der den Weg zur Heilung weiß.« Um diesen Arzt in uns zu begegnen, braucht es die Hinwendung zum gesamten Körper. Unser Körper kennt viele Wege der Heilung und weiß genau, welche Selbstheilungskräfte in ihm schlummern; er flüstert uns zu, wenn es in uns die Bereitschaft gibt, ihm Aufmerksamkeit zu schenken und mit offenem Herzen zu lauschen. Das soll nicht heißen, dass wir bei schweren Erkrankungen durch Achtsamkeit für unseren Körper automatisch gesund werden, aber jedes Hineinhorchen in den Körper ist eine gute Stütze, um einen allumfassenden Blick auf sich zu bekommen. Mir geht es nicht darum, Körperbeschwerden »wegzusprechen« oder gar zu unterdrücken, sondern darum, einen liebevollen Umgang mit ihnen zu finden.

JE ACHTSAMER WIR UNS DEM, WAS UNS INNERLICH
BESCHÄFTIGT, WIDMEN, UMSO BESSER KÖNNEN WIR DAMIT
UMZUGEHEN LERNEN.

Es gibt frühe Anzeichen von Krankheiten. Die Veränderungen im Körper dauern manchmal Monate bis Jahre, bis sie sich organisch manifestieren. Wenn wir mehr Selbsterkenntnis erlangen und unsere Körperbedürfnisse ernst nehmen, dann können wir verstehen, aus welchem Grund unser Körper sich so oder auf andere Weise verhält. Ungleichgewichte im Körper lassen sich durch vieles ablesen. Plötzliche Abneigungen gegen Jahreszeiten, bestimmte neue Essgewohnheiten, Veränderung in der Gesichtsfarbe, im Geruch oder auch emotionale Schwankungen.

Die meisten von uns leben getrennt von der Fülle ihrer ganzen Körperwahrnehmung. Der moderne zivilisierte Mensch ist ein Meister der Verstandeswahrnehmung, somit erleben wir uns im Alltag mehr in einer Kopfwahrnehmung als in einer gesamtheitlichen Körperwahrnehmung. Wir sind darin geschult, mit unseren Gedanken unseren Alltag zu füllen und zu bestreiten. Viele dieser Gedanken kreisen häufig um die Sorgen und Nöte, die das Leben erschweren – Geld, Stress, Streit. In Gedanken sind wir auch oft Zeitreisende, wir befassen uns mit der Vergangenheit oder denken an Zukünftiges. Wir hadern mit dem, was hinter uns liegt, und sorgen uns um das, was kommen mag. Schätzungsweise bis zu 60 000 Gedanken können wir in 24 Stunden denken. Selten befinden wir uns gedanklich in der Gegenwart und motivieren uns dazu, den ganzen Körper wahrzunehmen. Es braucht einiges an Übung, unser unkontrolliertes Gedankenfeuerwerk zu schulen und zu lenken, damit es stiller wird im Kopf. Hinzu kommt, wie gesagt, dass diese Fülle der Gedankenwelten nicht immer aufbauende Inhalte für uns bereithält. Sind unsere Gedanken durchdrungen von negativen oder autoaggressiven Wertungen, die sich also gegen uns selbst richten, dann sind sie uns ganz und gar nicht dienlich. Hier ein paar Beispiele:

- *Ich bin zu dick!*
- *Ich werde alt! Ich bin alt!*
- *Ich kann das nicht!*
- *Ich bin nicht gut genug!*
- *Er/Sie kann alles besser!*
- *Ich bin nicht sportlich!*
- *Ich bin nicht schön!*

Die Liste dieser negativen Glaubenssätze ließe sich unendlich fortführen. Ob nun bewusst oder unbewusst, solche Sätze laufen täglich als innerer Film in uns ab und richten sich meist gegen den Körper. Wenn sich viele unnötige Gedanken täglich wiederholen und nicht sinnstiftend wirken, kostet es den Körper viel Energie, wirkt auf Dauer ermüdend und verursacht chronischen Stress. Unsere Gedanken formen uns, aber der Körper ist mehr als nur die Leistungsfähigkeit des Gehirns.

Den Körper in den Fokus rücken

Wann beginnen wir überhaupt, uns mit unserem Körper zu beschäftigen? Oft ist erst ein körperlicher Leistungsabfall der Startschuss, sich auf den Weg zu machen, sich mit sich selbst und dem Körper auseinanderzusetzen. Funktioniert unser Körper »normal«, will heißen, er dient uns, ohne uns Beschwerden zu bereiten, dann nehmen wir ihn kaum wahr.
Viele Menschen beginnen erst mit zunehmendem Alter, ein Körpergefühl zu entwickeln. Zwickt es hier oder dort, sind die Gelenke nicht mehr so beweglich, nehmen wir den Körper wahr. Der Austausch über Körperdefizite wird das beliebte Thema am Stammtisch und beim Kaffeekränzchen.
Wenn alles scheinbar normal läuft, halbwegs funktioniert, dann bewegen wir uns kaum aus unserer Komfortzone heraus. Erst wenn sich der Körper mit Erkrankungen meldet und uns zu Fall bringt, uns auffordert, ganz genau hinzufühlen, neigen wir dazu zu »erwachen«. Mit diesem »Erwachen« tauchen viele Fragen auf:

- *Wie kann ich lernen, zu meinem Körper ein gutes Gefühl aufzubauen?*
- *Wann bin ich so über meine Grenzen gegangen, ohne ihm Beachtung zu schenken?*
- *Haben meine Beschwerden eine tiefere Bedeutung?*
- *Welchen Heilauftrag vermittelt eine Beschwerde?*

Ein verletzter, geschwächter, gebrochener, verstauchter, entzündeter, traumatisierter Körper benötigt nach einer Krankheitskrise meist viel Zuwendung, darum ist es so wichtig, einen liebevollen Zugang zu ihm zu haben, selbst wenn er nicht mehr optimal funktioniert. Die Zuwendung kann in Form von heilsamen, Mut machenden Worten erfolgen, oder es kann eine Berührung oder schlicht ein guter Freund sein, der sich in der Kunst des Zuhörens versteht und uns Zuwendung schenkt. Sich an der Kraft des Körpers zu orientieren, erfordert viel Geduld und will gelernt sein. Auch unsere eigene Sturheit stellt sich gerne quer und treibt uns immer wieder an, über eigene Körpergrenzen zu gehen. Wir alle kennen diesen inneren Antreiber, der manchmal mehr will, als wir gerade körperlich bewältigen können.

Vielleicht kommt dir folgende Situation bekannt vor: Du fährst nachts mit dem Auto auf der Landstraße innerhalb des vorgegebenen Tempolimits. Hinter dir ist ein Auto mit sehr hellen Scheinwerfern und fährt immer wieder sehr dicht auf. Eigentlich willst du gar nicht schneller fahren, da die Sicht vielleicht nicht so gut ist oder du müde bist, trotzdem fühlst du dich von dem anderen Wagen dazu gedrängt, schneller zu fahren, als eigentlich gerade vonnöten ist. Wir tun es einfach, obwohl wir wissen, dass es nicht richtig ist. So ähnlich verhält es sich mit dem inneren Antreiber. Wir agieren gegen unsere Körpergrenze, obwohl wir es vielleicht gar nicht wollen oder können. Auf seine eigene Körperkraft und Grenze zu achten, sollte eine lebenslange Aufgabe sein.
Dabei ist es besonders wichtig, dass der Rückgang unserer Leistungsfähigkeit nicht ständig negativen Wertungen ausgesetzt wird. Die wenigsten Menschen leben mit einem bejahenden und positiven Körpergefühl. Das zeigt sich etwa, wenn wir mit Freunden zusammensitzen und uns unterhalten. Wenn die Sprache auf den Körper oder die Leistungsfähigkeit kommt, geht es meist um das, was nicht mehr so gut klappt, anstatt um das, was noch ganz einwandfrei funktioniert. Wir trauern einem Idealbild von Jugend, Leistungsfähigkeit und Beschwerdefreiheit nach, statt unseren Körper so wertzuschätzen, wie er ist. Und das äußert sich dann bisweilen in Gedanken oder (Glaubens-)Sätzen wie den folgenden:

- *Wenn ich nicht mehr leistungsaktiv bin, dann bin ich nicht gut genug.*
- *Auf den Körper zu hören, ist überflüssig.*
- *Ich kann es mir nicht leisten.*
- *Meine Seele spricht nicht, das zu glauben, ist nur esoterisches Zeug.*

- *Mein Körper hat zu funktionieren.*
- *Nur ein gesunder Körper ist ein guter Körper.*
- *Nur ein junger Körper ist schön.*

Wenn der Körper geschwächt ist oder einfach nicht dafür geschaffen, Berge zu erklimmen, ist es umso wichtiger, behutsame, liebevolle Worte zu finden, um mit ihm zu kommunizieren.

An dieser Stelle möchte ich dich dazu anregen, eine Bestandsaufnahme deines eigenen Körperempfindens zu machen: Wo kannst du deinen Körper am deutlichsten empfinden? Antworte spontan aus deinem Bauchgefühl heraus.

STOPP! Nicht einfach weiterlesen, sondern spüre der Frage nach und versuche, eine Antwort zu finden. Jetzt ist Zeit zum Innehalten. Atme dreimal kräftig aus und fühle in die Frage hinein:

Wo kannst du JETZT deinen Körper am deutlichsten empfinden? Bauch, Beine, Rücken oder die Vorderseite der Brust auf der Höhe deines Herzens? Was nimmst du sofort wahr?

Vielen fällt es schwer, den Körper in allen seinen Einzelbereichen zu empfinden, darum dient die nächste Übung einer Bestandsaufnahme, wie gut du dich selbst wahrnehmen kannst. Ziel ist es, deinen Körper wertfrei zu spüren. Versuche dabei, liebevoll mit dir zu bleiben und nicht gleich negativ zu bewerten, wenn sich eine Beschwerde meldet. Du kannst dir gerne Zeit nehmen für diese Übung und die Antworten auch aufschreiben. Bitte bedenke, dass du diese Übung häufig praktizieren solltest, um ein sicheres Gefühl in der Wahrnehmung zu entwickeln. Manchmal ist es hilfreich, sich für diese Übung hinzulegen oder eine bequeme Haltung auf einem Stuhl einzunehmen. Manche Menschen müssen sich für diese Übung auch bewegen, weil sie sich in der Bewegung besser wahrnehmen können. Folge einfach deinem Impuls. Je entschlossener du dich ihm widmest, desto besser. Versuche, keine zu hohen Erwartungen an dich zu haben, manchmal fühlen wir einen

Körperteil gar nicht, auch das ist völlig okay. Versuche es im Laufe der nächsten Zeit noch einmal.

Übung 1
Fragen zur Körperwahrnehmung
Dauer: ca. 10 Minuten
Ort: überall, wo es sich für dich stimmig anfühlt

Kopf
Wie genau macht sich dein Kopf bemerkbar? Augendruck, Augenzucken, Kieferspannung, Zähne, Jucken in der Nase, juckende Kopfhaut oder durch ein Lächeln? Wenn du Haare hast: Fühlst du ihr Gewicht? Schaust du lieber nach links oder rechts oder hast du lieber einen gesenkten Blick? Wenn du liegst: Kannst du das ganze Gewicht deines Kopfs an den Untergrund abgeben?
Wenn du nichts spürst, spanne alle Gesichtsmuskeln für 20 Sekunden an, dann entspanne dich wieder. Merkst du einen Unterschied und wenn ja, wo?

Nacken
Ist dein Nacken flexibel und lässt der Kopf sich leicht in alle Richtungen drehen? Spürst du, wie der Speichel durch deine Kehle fließt? Kann dein Nacken das Gewicht deines Kopfs gut tragen? Welche Bewegung tut ihm jetzt gerade gut, nach oben strecken oder seitliches Dehnen?

Schultern
Sind deine Schultern beim Lesen hochgezogen und leicht nach vorn gerichtet? Neigst du deinen Kopf gerade nach links? Oder haben deine Schultern eine aufrechte Haltung und kannst du sie in alle Richtungen gut bewegen? Unser Schultergelenk hat die Freiheit, sich um 360 Grad bewegen zu können. Klappt das bei dir mühelos?

Ellbogen

Kannst du die Verbindung vom Schultergelenk zum Ellbogen fühlen? Beugen und dehnen. Sind beide Seiten gleich beweglich?

Hände

Sind sie rau, zart, weich, kalt, müde, angeschwollen, steif? Kannst du deine Hände beugen und stecken? Sind deine Finger entspannt?

Wirbelsäule

Wie beweglich ist deine Brustwirbelsäule im Vergleich zur Lendenwirbelsäule? Fühlst du, wie tiefes Einatmen deine Wirbelsäule aufrichten kann? Wie beweglich sind deine Schulterblätter? Ist die Muskulatur um deine Wirbelsäule eher fest oder weich? Kannst du eine Minute lang aufrecht sitzen, ohne dass es dich anstrengt?

Becken

Fühlt es sich gut an, dein Becken kreisen zu lassen? Kannst du vom Becken die Verbindung zum Hinterkopf fühlen? Welche Bewegung belebt deine Hüfte?

Kniegelenk

Beugen und strecken, gelingt es dir? Kannst du im Schneidersitz sitzen? Welche Bewegung tut deinen Knien jetzt gut?

Füße

Fühlst du den Boden, auf dem du stehst oder sitzt? Wie oft haben beide Fußsohlen beim Sitzen Bodenkontakt? Fühlst du dich geerdet?

Vielleicht hat sich während dieser Übung eine körperliche Beschwerde oder ein Symptom gezeigt, das sich unangenehm angefühlt hat. Mit diesem Empfinden taucht vielleicht der Wunsch nach Linderung auf. Folgende Fragestellungen könnten als Wegweiser dienen:

- *Wie genau äußert sich die Beschwerde?*
- *Seit wann kennst du sie?*
- *Wie sah dein Alltag aus, als diese Beschwerde auftrat?*
- *Wie hast du geschlafen?*
- *Wie dich ernährt?*
- *Hast du einen Mangel erlebt an Zuneigung, Achtsamkeit, Berührung, Bewegung, Aufmerksamkeit?*
- *Was würde dir helfen, diesen Mangel zu beheben?*
- *Erinnert dich diese Beschwerde an etwas, was sich schon einmal ähnlich angefühlt hat?*
- *Nimmst du dich wichtig genug, alles zu tun, damit es dir wieder besser geht?*
- *Hast du helfende Hände, die dir eine Stütze sind?*

Wechselwirkungen zwischen Körper und Seele

In der Einführung bin ich darauf eingegangen, dass der Körper von der Seele nicht zu trennen ist. Hinter vielen manifesten chemischen Reaktionen im Körper stecken seelische Ursachen. Im Volksmund drücken wir diese Zusammenhänge vereinfacht aus:

- *Dieser Streit geht mir an die Nieren.*
- *Ich habe etwas auf dem Herzen.*
- *Mich trifft der Schlag.*
- *Ich fühle mich nicht wohl in meiner Haut.*
- *Das ist mir auf den Magen geschlagen.*

Dazu ein Beispiel aus meiner Praxis.

Frau Lilie kam mit einem Hörsturz zu mir. Ihr Arbeitgeber wertschätzte ihre Arbeit nicht und benahm sich cholerisch. Sie konnte im wahrsten Sinn des Wortes nicht mehr hören, was er ständig von sich gab. Sie wirkte unsicher und es fiel ihr sehr schwer, sich zu entspannen. Sie fühlte sich permanent »gehetzt«, gefolgt von dem Gefühl, nichts richtig zu machen. Der Ton im Kopf ließ sie nicht mehr durchschlafen und sie sagte, er klinge wie eine Sirene. »Wofür steht dieser Ton?«, fragte ich sie. Ihre Antwort war eindeutig: Etwas in ihr sei in Alarmbereitschaft und sie fühle sich in Gefahr. Sie fühle sich gejagt und könne nicht mehr zwischen richtig und falsch unterscheiden. Ihr war bewusst, dass sie an einer ausgeprägten Stresssymptomatik litt. Das veranlasste sie letztlich dazu, den Arbeitsplatz zu kündigen. Mit dem Aussprechen der Kündigung verbesserte sich ihr Hörvermögen wieder.

Andauernder Stress, Kummer und Sorgen führen zu Verspannungen. Beim achtsamen Wahrnehmen des Körpers kann man ein Gefühl dafür bekommen, was einem in das Ungleichgewicht gebracht hat. Laborparameter wie Entzündungs- oder Cholesterinwerte geben zwar eine Momentaufnahme über das Ausmaß der »chemischen« Abweichung, aber nur im seltenen Fall sind sie selbst die Krankheitsursache. Darum ist es bei der Beurteilung der Beschwerde wichtig, die unbewältigten seelischen Kümmernisse, Sorgen und Schicksalsschläge miteinzubeziehen.

Vertraue auf dein Körperwissen

Es ist schon erstaunlich, was technisch möglich ist: Röntgenbilder zeigen mir eine Momentaufnahme, wie es in mir aussieht, wenn mich ihre Strahlen »durchleuchtet« haben. Sie offenbaren einen Blick bis in meine Knochenstruktur hinein. Mich fasziniert immer wieder, wie sehr bildgebende Verfahren so präzise unsere Anatomie wiedergeben können. Doch viele Leserinnen und Leser werden schon die Erfahrung gemacht haben, dass ein bildgebendes Verfahren nicht immer eine genaue Diagnose bestätigen kann. Erst recht kann diese Methode keine Auskunft darüber geben, wie mein Körper den Krankheitsprozess empfindet. Wie ich meinen Körper empfinde, kann nur ich selbst beurteilen. Die Frage nach meiner Befindlichkeit setzt eine individuelle Antwort voraus. Darum ist es so wichtig, der eigenen Wahrnehmung zu trauen und bei jedem Behandlungsgespräch laut mitzuteilen. Ich musste diese lehrreiche Erfahrung durch einen langen chronischen Zahnschmerz lernen, und hier ist die Geschichte dazu.

Ein befreundeter Zahnarzt betreibt seine Praxis in der Nähe einer Klinik in der Hamburger Innenstadt. Ich wohne auf dem Land und ich scheue keinen Weg, um meinen guten Freund aufzusuchen. Eigentlich wollte ich es vermeiden, dass sich die Grenzen zwischen Freundschaft und seinem Wirken als Arzt vermischen, doch ich war verzweifelt, denn ich hatte schon mehrere leidvolle Erfahrungen hinter mir: Besuche bei zwei verschiedenen Zahnärzten und einem Kieferchirurgen. Mein Backenzahn und mein Kiefer schmerzten – und zwar schon ganze zwei Jahre lang! Als Kind war ich an diesem Zahn von Karies befallen, seitdem hatte er eine kleine Füllung. Jeden Tag aufs Neue tat mir jede Berührung am Kiefer weh, und chronische Schmerzen kosten viel Kraft. Lebenskraft. Diverse Röntgenbilder wiesen auf einen völlig intakten Kiefer und Backenzahn hin. Kein Hinweis auf Karies oder Parodontitis oder eine Entzündung. Eine Zahnschiene sollte Linderung bringen. Fleißig, wie ich bin, trug ich die Schiene jeden Tag. Mit der Zeit werde diese den Zahn entlasten und beruhigen, hieß es. Ich kam mir unterschiedlich alt vor beim Tragen der Schiene; mal fühlte ich mich wie eine Achtjährige, die eine verhasste Zahnspange im Mund trug, dann wie eine alte Frau, die sich darin übt, eine Prothese zu tragen. Die Beißschiene brachte keine Linderung. Auf Anraten meines ersten Zahnarztes vereinbarte ich einen Termin bei einem Kieferchirurgen. Wieder ein Röntgenbild ohne Befund. Und nach einem kurzen Behandlungsblick auf den Zahn und das Kiefergelenk verabschiedete er sich mit der Diagnose Trigeminusneuralgie – also eine schmerzhafte Reizung des fünften Hirnnervs, des Nervus trigeminus, die Schmerzen im Gesicht und im Kiefer auslöst. Ich erhielt ein Rezept ohne weitere Aufklärung: Ein Antidepressivum und ein Muskelentspannungsmittel. Wütend stand ich vor der Apotheke! Ich kenne Menschen, die an einer Trigeminusneuralgie leiden, doch nichts an meiner Symptomatik deutete auf diese Diagnose hin. Nun bin ich einigermaßen medizinisch vorgebildet und warf das Rezept in den nächsten Mülleimer. Aber was tut ein Mensch, der in der gleichen Situation ist wie ich und seinem Arzt und dem leichtfertig ausgestellten Rezept vertraut? Er nimmt unnötige Medikamente ein, die in den Stoffwechsel des Körpers eingreifen.

Weil sich weiterhin kein ersichtlicher Grund für meine Schmerzen finden ließ, begann ich an mir zu zweifeln: Bildest du dir den Schmerz nur ein? Es nützte nichts, der Schmerz war da und irgendwo in meiner Körperlandschaft gab es eine Ursache. Woran erinnerten mich diese Schmerzen? Das Ergebnis war, dass ich mich daran erinnerte, wie sehr ich als Kind – damals war ich zehn Jahre alt – unter kieferorthopädischen Eingriffen gelitten hatte. Mein

Kiefer ist sozusagen ein Sammelbecken für schmerzhafte Erfahrung. Jede Behandlung bei einem Zahnarzt kostet mich enorme Überwindung und stresst mein gesamtes Körpersystem. Ich brauche Tage bis Wochen, um mich komplett davon zu erholen. Da dieser Bereich aufgrund vieler schlechter Erinnerungen besonders sensibel für mich ist, fiel es mir schwer, meiner eigenen Körperwahrnehmung hundertprozentig zu vertrauen und sie eisern zu vertreten! Denn mein Körpergefühl sagte: TROTZ ALLER BILDNACHWEISE – unter deiner Füllung am Zahn sitzt Karies und dies reizt den Nerv. Vertraue dir und such dir einen Arzt, der bereit ist, unter der Füllung nachzuschauen. So wandte ich mich schließlich an den schon erwähnten befreundeten Zahnarzt mit der Bitte, er möge unter der Füllung nachgucken. Und tatsächlich, an einer Stelle fand er tatsächlich Karies; nicht viel, aber immerhin genug, um den Nerv des Zahns permanent zu reizen und mir über lange Zeit Schmerzen zu bereiten.

Diese Erfahrung hat mir im Nachhinein sehr gedient, da ich lernen konnte, wie klar mein Körper mir vermittelt hat, dass etwas mit meinem Zahn nicht stimmte und ich mir den Schmerz nicht nur eingebildet hatte. Da Körper und Seele eine untrennbare Einheit sind, ist es immer wieder wichtig, beide Aspekte bei einer Behandlung miteinzubeziehen. Die Karies reizte zwar den Nerv, aber die eigentliche Krankheitsursache für die starke Kieferspannung im Kiefer war sie nicht. Was zeigt meine Geschichte mit dem Zahnschmerz? Auch ich muss immer wieder an mich appellieren, mir mehr Zeit zu nehmen, um in den Dialog mit meinem Körper zu kommen. Körper-Erfahrungen, auch die, die ihm in bester Absicht beschert werden – wie in meinem Fall Kieferbehandlungen, um schöne und gleichmäßige Zähne zu bekommen –, können in unserem Körper als traumatische Erfahrung gespeichert sein. Erst als ich mir erlaubte, die Trauer meines inneren Kindes zu fühlen, entspannte sich meine gesamte Kiefermuskulatur.

Im Grunde kann jedes Ereignis, mag es von außen betrachtet noch so unbedeutend oder lächerlich erscheinen, bei Menschen mit einer bestimmten Disposition eine Körperwunde verursachen. Deswegen ist es wichtig, ein Beschwerdebild aus allen möglichen Perspektiven zu beobachten.

Ein weiteres Beispiel aus der Praxis:

Herr Birke hatte eine lange Anfahrt, um zu mir zu kommen. Vier Stunden auf der Autobahn lagen hinter ihm. Seine Frau musste fahren, da dies für ihn zu dem Zeitpunkt unmöglich war. Seine Schwägerin hatte ihn überredet, mich aufzusuchen. »Nicht die besten Voraussetzungen für einen Ersttermin«, dachte ich mir. Herr Birke kam mit der Diagnose Trümmerbruch am Fuß zu mir. Drei Operationen hatte er bereits hinter sich und er konnte keine zwei Meter ohne Schmerzen gehen. Die Schmerzen waren ununterbrochen fühlbar. Ich werde nie den Anblick dieses Fußes vergessen. Vernarbt von den Operationen, die gesamte Muskulatur sowohl am Fuß als auch an den Waden völlig geschwächt. Für mich war es nicht verwunderlich, dass er Schmerzen litt, denn er lief förmlich nur noch auf Haut, Sehnen und Knochen. Würde es keine Linderung geben, sagte er zu mir mit Tränen in den Augen, wäre er bereit für eine Amputation. Sein größter Wunsch sei es, einfach wieder normal laufen zu können.

Die Nägel und Platten waren bereits entfernt, und dennoch fühlte er sich nicht sicher beim Aufsetzen des Fußes. Ich wusste im ersten Moment selbst nicht so richtig weiter und bat ihn, sich zunächst auf meine Behandlungsliege zu legen, damit ich einen Gesamteindruck seiner Konstitution gewinnen konnte. Seinen Fuß zu berühren, fühlte sich an, als ob ich ein schreiendes Kind in meiner Hand hielte. Was tut man mit schreienden Kindern? Man nimmt sie in den Arm und spricht ihnen Trost zu. Das war das Einzige, was ich für diesen verzweifelten Mann tat. Ich hielt seinen Fuß so lange zwischen meinen Händen, bis zu fühlen war, dass die Knochenstruktur keine Angst mehr zu haben brauchte und sich wieder daran erinnerte, wie sich Entspannung anfühlt. Die intensiven, selbstverständlich notwendigen Operationen hatten in seinem Körper leider auch ein Gewalttrauma hinterlassen. Ich sprach dem Fuß heilsame Worte zu und betete für ihn. Ich weiß, es mag verwunderlich klingen für einige Menschen, aber Operationsnarben sind häufig kalt. Der Energiefluss ist an diesen Stellen gestört und mit verschiedenen Behandlungstechniken kommt manchmal ein Schwall an Hitze wieder hinein und der Energiefluss wird deutlich besser. Für Herrn Birke brachte die heilsame, achtsame Berührung Linderung seiner sehr starken Schmerzen. Er musste erst begreifen und akzeptieren, dass sich sein Körper durch den Bruch und die Operationen einfach in einem Schockzustand befand. Er schaffte es mit viel Disziplin, seine Muskulatur über einen Zeitraum von zwei Jahren wiederaufzubauen. Vor einiger Zeit schickte er mir ein Foto von sich; stolz blickt er in die Kamera, nachdem er gerade den 1. Dan in Karate gemacht hat.

Um den Körperbedürfnissen folgen zu können, benötigen wir vor allem Ruhe und Zeit, erst dann merken wir, wie es um unser körperliches Wohlergehen bestellt ist, was wir *wirklich* brauchen, was unsere Lebenskraft ins Fließen bringt.

Wie kann man dabei vorgehen? Zunächst einmal ist es gut, geduldig mit sich zu sein und stets am Ball zu bleiben. Dies zu lernen, dazu dient die folgende Übung.

Übung 2
Innerer Dialog
Dauer: ca. 10 Minuten oder nach Belieben länger oder kürzer
Hilfsmittel: Zettel und Stift

Diese Übung sollte in einem geborgenen Rahmen stattfinden, in dem du dich geschützt fühlst. Vielleicht hast du einen Platz in deiner Wohnung oder auf dem Balkon, wo du dich gerne hinbegibst, wenn du Ruhe brauchst. Nimm dir Zeit für dich.
Baue eine Verbindung zu dir selbst auf. Beginn damit, dass du deine Bedürfnisse als wichtig benennst und wahrnimmst. Dazu ist es manchmal hilfreich, eine Hand aufs Herz zu legen, um deinen Herzschlag zu fühlen, und einige Male gleichmäßig zu atmen. Entscheide dich, in regelmäßigen Kontakt mit deinem Körper zu treten. Sag zu deinem Körper: »Ich weiß, du bist da, und ich möchte dir zuhören und dich besser kennenlernen. Bitte fang an, mit mir zu sprechen, und vermittle mir, was wichtig ist für uns.«
Mach dir keine Gedanken, falls der Dialog am Anfang einseitig

ist. Mach einfach weiter mit diesem Gespräch, verhalte dich so, als würdest du mit einem alten Freund sprechen.

Nimm dich ernst und lade dich selbst dazu ein, dich um dein Wohlergehen zu sorgen. Du brauchst deine Antwort nicht zu bewerten. Lass sie einfach zu und beobachte, was sie mit dir macht. Hilfreich ist es, die Antworten aufschreiben.

Schreib auf: Was geht mir gerade durch den Kopf? Welche Empfindungen sind in meinem Körper? Müdigkeit, Anstrengung, Ungeduld, Unruhe, Freude, Lust?

Tauchen Emotionen auf? Wenn ja, welche? Bleibe im liebevollen Kontakt mit dir, selbst wenn sich eine Beschwerde zeigt, sich etwas unangenehm anfühlt oder eine Sehnsucht sich meldet. Es geht nicht darum, es »wegzumachen«, sondern bewusst wahrzunehmen.

Zum Schluss bedanke dich bei dir selbst und deinem Körper. Je öfter du diese Übung machst, desto besser lernst du, deinem Körperflüstern zu lauschen.

Manchmal ist es gar nicht so einfach, die Körperstimme zu hören. Und wenn wir dann das Gefühl haben, ihr zu folgen, fühlen wir uns plötzlich egoistisch oder es nagt das schlechte Gewissen an uns. Nach dem Motto »Darf ich mir einfach eine Auszeit für mich nehmen? Einfach nur für mich da sein?«. Ja! Denn genau das brauchen wir so dringend – Auszeiten, in denen wir die Reize unseres Alltags verdauen können. Wenn mir alles zu viel wird, hilft es mir zu meditieren oder hinaus in die Natur zu gehen. In den Wald, einfach raus. Vielleicht hilft dir ein Spaziergang, um zur Ruhe zu kommen, oder ein Lauf in der freien Natur – allein durch das Sich-in-Bewegung-Setzen wird der belastende Gedankenstrom unterbrochen.

Manchmal hilft auch eine warme Dusche oder eine Tasse Tee. Versuche einfach, für dich ganz allein zu sein und dich nicht von Außenreizen ablenken zu lassen. Hab kein Ziel, außer jenem, dich selbst wieder wahrnehmen zu wollen, dich zu spüren.

Anfangs kann sich noch ein Gedankenkarussell melden, das heißt, alles in dir dreht sich noch zu sehr um die Alltagssorgen oder es meldet sich ein endloser Kreis negativer Gedanken: »Ich kann mich nicht entspannen, wenn es noch etwas zu tun gibt.« Oder: »Ich enttäusche andere, wenn ich mir jetzt Zeit für mich nehme.« Oder: »Es liegt an mir, dass ich mich einfach nicht entspannen kann.«

Bitte vergegenwärtige dir, dass solche Gedanken keine absolute Wahrheit wiedergeben. Sie sind die Folge davon, dass der Körper zu viel Stress empfindet. Sie hindern dich daran, im gegenwärtigen Moment zu verweilen und achtsam für dich zu sorgen.

Folgende Fragen können dir helfen, dich selbst besser kennenzulernen. Wenn du magst, kannst du die Antworten auch aufschreiben. Jede deiner Antworten ist richtig. Vertraue dir.

- *Wo bin ich gerade und warum?*
- *Wie ist meine momentane Lebenssituation?*
- *Was hindert mich daran, mich selbst wahrzunehmen?*
- *Wie gehe ich mit Krisen um?*
- *Was hilft mir, Anregungen zu finden?*
- *Was schränkt mich in meiner Entfaltung ein?*
- *Was bestärkt mich körperlich und seelisch?*
- *Wie erlebe ich mich?*

Bei all diesen Fragen können Emotionen ganz unterschiedlicher Art auftauchen und dich überraschen. Vielleicht meldet sich eine alte Trauer über Verpasstes oder Versäumtes. Oder Ärger über Hemmungen und Hindernisse. Aber vielleicht wächst mit dem inneren Dialog auch der Wunsch nach Veränderungen.

GESUNDHEIT UND KRANKHEIT –
EINE SPURENSUCHE

Die heutigen medizinischen Möglichkeiten sind enorm, unsere Notfall-medizin beispielsweise rettet täglich Tausende von Leben. Und unser Gesundheitssystem gilt – bei allen Problemen – in der ganzen Welt als vorbildlich. Wir haben die Möglichkeiten, Herz, Nieren oder andere Organe zu transplantieren. Die Gerätemedizin erlaubt Diagnosen und Behandlungen mit hoher Genauigkeit. Gleichzeitig gibt es eine Fülle an alternativen Angeboten, von der ayurvedischen Medizin bis zur Tanz-therapie oder auf der psychologischen Ebene von der Analyse- bis zur Verhaltenstherapie. Yoga boomt, MBSR-Kurse ebenso. Ein großes An-gebot also, das man für seine Gesundheit nutzen kann.

Mein persönlicher Weg besteht darin, auf ganzheitliches medizinisches Wissen zurückzugreifen, das schon seit Tausenden von Jahren erprobt ist. Die Kunst der aufmerksamen Berührung und die Pflanzenheilkunde sind so alt wie die Menschheit selbst. Sie haben gewiss einen großen Teil dazu beigetragen, unser Überleben als Spezies Mensch zu sichern – ohne imposante Kosten zu verursachen. Mir persönlich war es immer wichtig, auch beruflich einer Tätigkeit nachzugehen, bei der ich räumlich unabhängig bin und überall arbeiten kann, denn meine Hände sind die wichtigsten Hilfsmittel meiner Arbeit.

Wir Menschen sind doch so begabt, das zeigt sich etwa in der Schulme-dizin, der komplementären Medizin und der nicht lokalen Medizin wie Fernheilung oder auch nur im Gebet – alles, wirklich alles sollte einem großartigen Ziel dienen: dem gesundheitlichen Wohl und der Würde des Menschen. Schulmedizin und alternative Medizin gegeneinander auszuspielen und zu vergleichen, ist für mich vergeudete Zeit. Beides sind Geschenke unserer Zeit und die Vertreter dieser Richtungen soll-ten allumfassend zusammenarbeiten, um dem Wohl des Menschen ge-recht zu werden. Letztlich verbindet sie auch eine gemeinsame Wur-zel: Beide folgen dem Wunsch zu heilen, der Erfahrung, dass bestimme Methoden Erfolge versprechen, und dem Streben, die Rätsel von Ge-sundheit und Krankheit zu ergründen.

Dennoch bleibt es für jeden von uns eine Lebensaufgabe, sich mit den Themen Krankheit und Gesundheit auseinanderzusetzen, denn letztlich sind nur wir selbst es, die aktiv etwas gegen unsere Beschwerden tun können. Denn: Wir sind nicht machtlos. An Informationen mangelt es nicht. Im Zeitalter der Digitalisierung gibt »Doktor Google« manchmal vermeintlich mehr Auskunft über Krankheitsbilder und deren Symptome als ein Arzt. Wer sich jedoch nur über das Internet informiert, sollte sich immer wieder vergegenwärtigen, dass viele Artikel und Foren nur allgemeine Hinweise und sehr subjektive, oft unreflektierte Erfahrungen wiedergeben. Von Diagnosen übers Internet ist abzuraten, und die Zweitmeinung sollte auch nicht über Bing erfolgen! Trotz dieser Informationsfülle über Gesundheit, die uns per Smartphone zur Verfügung steht, verändern wir unser alltägliches Verhalten nicht zum Wohl unserer Gesundheit.

Krankheiten vorbeugen

Krankheiten können viele Ursachen haben. Fehlernährung, genetische Disposition, Bewegungsmangel, Drogenkonsum, Keime, Viren, Pilze und Bakterien, seelische Traumata, Umweltbelastung und so weiter. Chronische Erkrankungen wie Diabetes, Asthma, Bluthochdruck oder psychische Erkrankungen wie Depressionen nehmen zu und mit ihnen die Ausgaben für die Gesundheit. Gleichzeitig hat mit dem Rückgang der Infektionskrankheiten und einer verbesserten Hygiene unsere Lebenserwartung deutlich zugenommen. Doch ist die gesteigerte Lebenserwartung – Frauen werden in Deutschland im Durchschnitt 84,1 Jahre alt, Männer 79,1 Jahre – ein Garant dafür, dass wir zufrieden in unserer Körperlichkeit sind? Erblassen wir nicht und werden grau vor lauter körperentfremdeten Tätigkeiten, für die wir keinen Ausgleich suchen?

Es ist sinnvoll, den Körperbedürfnissen rechtzeitig Achtsamkeit zu schenken, noch bevor sich Krankheiten manifestieren können. Oder weil du schlicht den Wunsch verspürst, deine Lebensweise so zu gestalten, dass du mehr Lebensqualität hast. Ein chinesisches Sprichwort besagt, dass du ja auch nicht erst anfängst, einen Brunnen zu graben, wenn du bereits am Verdursten bist.

Gesundheit erhalten

Für Gesundheit gibt es niemals eine hundertprozentige Garantie. Ein Schicksalsschlag kann uns überall ereilen. Mit jedem Gang vor die Haustür setzen wir uns potenziellen Gefahren aus. Oder unsere genetische Konstitution begünstigt Erkrankungen. Selbst die beste Vorsorgeuntersuchung kann dir keinen vollständigen Schutz gegen Krankheiten gewährleisten. Darum ist es essenziell, das gebrechliche Leben mit Liebe zu betrachten und mit nährender Zuwendung.

DER KÖRPER LEHRT UNS ALLE, IRGENDWANN DIE GRENZEN DES TODES ZU AKZEPTIEREN. UMSO HEILSAMER IST ES ALSO, DIE GEGENWART ZU SCHÄTZEN, BEVOR UNS DIE ZEIT LEHRT, WAS WIR VERSÄUMT HABEN.

Doch was versteht man eigentlich unter dem Begriff »Gesundheit«? Was heißt es, gesund zu sein und gesund zu leben? Gesundheit ist kein medizinischer Begriff. Gesundheit kann Krankheiten nicht verhindern, sie sind eine Reaktion des Körpers auf Ungleichgewichte. Und kein Vergnügen und kein Wohlstand dieser Welt kann uns wirklich tiefe Freude bringen, wenn wir krank sind. Gesund zu sein ist das größte Geschenk. Gesund zu sein schenkt uns Lebensqualität.

Die Sorge um unsere Gesundheit ist allgegenwärtig und begleitet uns ständig. Im Radio und Fernsehen, in Zeitschriften und Gesundheitsblogs werden wir mit Ratschlägen versorgt, mit Freunden und Kollegen, mit dem Fitnesstrainer oder den Nachbarn wird über das Thema Gesundheit gesprochen. Neulich stand ich in der Schlange an der Supermarktkasse und der hausinterne Sender machte uns Kunden darauf aufmerksam, wie schädlich Zucker sei. Wir reden, hören, denken, lesen, sehen viel über unser Wohlbefinden.

Definitionen des Begriffs »Gesundheit«

»Gesundheit ist ein Zustand vollständigen körperlichen, geistigen und sozialen Wohlbefindens und nicht nur das Fehlen von Krankheit oder Gebrechen.«

WHO (Weltgesundheitsorganisation), 1946

• »Gesundheit ist ein positiver funktioneller Gesamtzustand im Sinne eines dynamischen biopsychologischen Gleichgewichtszustandes, der erhalten beziehungsweise immer wieder hergestellt werden muss.«

WHO, 1986

• »Gesundheit ist ein Zustand optimaler Leistungsfähigkeit eines Individuums, für die wirksame Erfüllung der Rollen und Aufgaben, für die es sozialisiert (Sozialisation = Einordnungsprozess in die Gesellschaft, Normen- und Werteübernahme) worden ist.«

T. Parson (Medizinsoziologe)

• »Zustand des objektiven und subjektiven Befindens einer Person, der gegeben ist, wenn diese Person sich in den physischen, psychischen und sozialen Bereichen ihrer Entwicklung im Einklang mit den eigenen Möglichkeiten und Zielvorstellungen und den jeweils gegebenen äußeren Lebensbedingungen befindet.«

Klaus Hurrelmann (*Sozialisation und Gesundheit*, 1990)

Was machen diese Definitionen mit dir? Kannst du dich in ihnen wiederfinden? Ich persönlich finde es absolut nicht trivial, sich mit dieser Frage zu beschäftigen. Selbst wenn sie sich nicht einfach oder gar schnell beantworten lässt, ist es hilfreich, sich mit diesem Thema auseinanderzusetzen. Denn: Wenn ich nicht selbst weiß, was ich als gesund empfinde, kann ich schnell manipulierbar sein. Stell dir vor, Gesundheit wird als Ware gehandelt und vor deiner Haustür steht ein Vertreter und bietet dir alles noch so gut Gemeinte für dein Wohlbefinden an. Wenn du nicht selbst weißt, was du brauchst, kann es dich viel Geld kosten – oder deine Gesundheit.

Man denke zum Beispiel an Nahrungsergänzungsmittel: Normalerweise sind sie überflüssig und nur in bestimmten Situationen kann es sinnvoll sein, Nahrungsergänzungsmittel, also ganz bestimmte Nährstoffe, zu sich zu nehmen. Wer hier unsicher ist, sollte mittels Laboruntersuchungen überprüfen lassen, ob sein Körper überhaupt einen Mangel an Mikronährstoffen hat. Bei normaler Ernährung sind Nahrungsergänzungsmittel überflüssig, insbesondere für gesunde Personen. Bei ausgewogener Ernährung erhält unser Körper alle Nährstoffe, die er benötigt. Eine einseitige, unausgewogene Ernährungsweise kann nicht durch die Einnahme von Nahrungsergänzungsmitteln ausgeglichen werden.

Gesundheit – gefühlt und subjektiv

Sehr vereinfacht ausgedrückt, kann Gesundheit als Abwesenheit von Krankheit auf der körperlichen und seelischen Ebene interpretiert werden. Doch ist es so einfach? Es gibt einen Witz, der besagt: »Ein Gesunder ist ein schlecht untersuchter Kranker.« Wie so vieles im Leben ist alles Ansichtssache. Bedeutet Gesundheit wirklich, dass ich keine Krankheitssymptome habe? Dass ich ganz frei bin von Schmerzen? Und das völlig ungeachtet meiner emotionalen Verfassung? Unabhängig von Definitionsversuchen ist Gesundheit vor allem ein subjektiv empfundener Zustand und manchmal völlig unabhängig von der diagnostischen Nachweisbarkeit. Es gibt Menschen, die krank sind, sich aber – vor allem bei Abwesenheit von Symptomen – gesund *fühlen*. Umgekehrt kann ein Mensch sich krank fühlen, aber klinisch betrachtet vollkommen gesund sein. Dennoch bleibt die Gesundheit die Grundlage unseres Wohlbefindens und ist eine Frage der persönlichen Ansicht und Wahrnehmung. Sitzt eine Erkrankung in der geistig-seelischen Ebene, dann kann der Körper in Mitleidenschaft gezogen werden. Es ist nicht ungewöhnlich, dass eine depressive Gemütsverstimmung Auswirkungen auf den Körper hat. Ebenso kann jemand, der an einer Depression leidet, auch körperliche Symptome haben.

An den hier aufgeführten Patientenbeispielen möchte ich dir zeigen, wie subjektiv die Wahrnehmung von Gesundheit sein kann.

Herr Eiche kommt schon einige Jahre zur Behandlung. Er ist 1,80 Meter groß, schlank und immer sportlich gekleidet. Er leidet seit dem 20. Lebensjahr unter einer spastischen Spinalparalyse. Sehr vereinfacht ausgedrückt, handelt es sich um eine langsam fortschreitende Erkrankung, die durch eine spastische Gangstörung charakterisiert ist. Sein Muskeltonus ist sehr verhärtet und an einigen Körperstellen hat er Missempfindungen; er kann nicht willentlich auf seine Schritte Einfluss nehmen. Sein Gesundheitsziel, dem er sich täglich widmet, ist es, den Rollstuhl so lange wie möglich zu vermeiden. Darum scheut er keine Kosten und Mühen, sich jeden Tag aufs Neue sehr diszipliniert um seinen Körper zu kümmern. Ich versuche, seine Muskeln zu mobilisieren und kräftig zu massieren, damit sie geschmeidig bleiben. Auf die Frage, ob er sich als gesund empfindet, antwortet er »Nein«, denn sein Handicap hindere ihn daran. Er empfinde Menschen als gesund, die sich frei und ohne Hilfe bewegen können. Ich möchte an dieser Stelle erwähnen, dass er ansonsten – mit seinem Alter von 60 Jahren – frei von weiteren Gesundheitsstörungen ist. Sein Umgang mit seinem Handicap ist wirklich bemerkenswert und macht ihn einzigartig. Ich habe ihn noch nie klagend oder hadernd mit seinem Schicksal erlebt. Er will das Beste aus seiner Situation machen. Ich empfinde das als eine »gesunde Antwort« auf seine Erkrankung.

Eine weitere Geschichte, wie individuell das Empfinden von Gesundheit sein kann:

Frau Linde hat seit ihrem 16. Lebensjahr Typ-1-Diabetes. Dabei handelt es sich um eine Stoffwechselerkrankung, die sich auf viele Bereiche des Lebens auswirkt. Ihre Bauchspeicheldrüse kann kein körpereigenes Insulin mehr produzieren, daher ist sie darauf angewiesen, jeden Tag Insulin zu spritzen. Ohne Insulin fehlt ihr ein wichtiger chemischer Botenstoff, der wichtige Körperfunktionen reguliert. Natürlich ist Frau Linde im klassischen medizinischen Sinne nicht völlig gesund und sie wird auch lebenslang darauf angewiesen sein, Injektionen zu bekommen. Frau Linde selbst sieht sich dadurch nicht beeinträchtigt. Sie kann gut damit leben und ist sehr gut eingestellt. Auf die Frage, ob sie sich als gesund empfindet, antwortet sie mit einem Lächeln im Gesicht und sagt: »Ja, klar, ich fühle mich nicht krank.«

Herr Wiese kommt nur noch sehr selten in meine Praxis, was mich freut. Die Abstände seiner Besuche sind mit den Jahren immer länger geworden. Ich lernte ihn vor acht Jahren kennen. Er suchte mich auf, weil er unter Panikattacken litt und erhebliche Schlafstörungen hatte. Herr Wiese leidet an einer Depression. Er selbst sagt von sich, dass der Auslöser dafür der Tod seiner Frau gewesen sei. Er befindet sich seitdem in psychiatrischer Behandlung. Die meiste Zeit im Jahr geht es ihm gut und er ist stabil. Um den Todesmonat seiner Frau herum muss er jedoch sehr auf sich aufpassen, da reicht schon ein Duft oder ein Essen, eine kleine Erinnerung, und er fällt trotz der Medikamente zurück in das Gefühl der inneren Leere. Dann melden sich Panik, Schlaflosigkeit und Verspannungen am ganzen Körper wieder. Die Intervalle der Depression sind mit den Jahren größer geworden und er kann gut filtern, was das Auslösen begünstigt. Er hat schon sehr gut gelernt, sich selbst zu helfen, und ist im Kontakt mit sich – trotz allem gibt es immer wieder Rückschläge. Er sagt, er werde sich nie ganz vor diesen Einbrüchen schützen können, sie werden vermutlich immer wieder auftreten, aber er wertet es nicht mehr als sein Unvermögen, sondern erkennt an, dass sein Gesundheitszustand dynamisch ist und daher nie konstant mit der gleichen Stimmung einhergeht.

Anhand dieser Lebensgeschichten sehen wir, dass es nicht »die eine Gesundheit« gibt, sondern dass die Antwort und der Umgang mit dieser Frage sehr individuell sind. Vor allem ist Gesundheit nichts Starres, nichts, das wir festhalten könnten. Sie ist ebenso wechselhaft wie die Jahreszeiten.

Unser Gesundheitszustand wird durch die Lebensbedingungen und unser Gesundheitsverhalten beeinflusst. Wichtig ist dabei zu erwähnen, dass es ein soziales Gefälle gibt. Menschen mit geringem Sozialstatus sind häufiger chronisch krank oder leiden unter mehreren Gesundheitsbeschwerden gleichzeitig. Menschen mit geringem Einkommen, wenig Bildung oder Berufen mit erschwerten Arbeitsbedingungen haben ein erhöhtes Krankheitsrisiko als Menschen in sozial besser gestellten Teilen der Bevölkerung. Hinzu kommt, dass Wohn- und Umweltbedingungen großen Einfluss auf unsere Gesundheit haben. Hierzu gibt es viele Studien und Statistiken, die ich hier nicht anführen möchte. Dennoch sind es wichtige Zusammenhänge, die uns klar sein müssen.

Das richtige Maß Eigenverantwortung

Unser Gesundheitsempfinden ist vielfältig und hängt von zahlreichen Einflüssen ab. Dazu gehören unsere Lebensbedingungen, unsere biologische Konstitution sowie – wie bereits geschildert– unsere ureigene Antwort darauf, was wir als krank oder gesund wahrnehmen. Ein Bergmann, der sein Leben lang schwere körperliche Arbeit unter Tage verrichtet hat, um seine Familie zu ernähren, hatte nicht die Wahl und auch nicht das Privileg, sich über Krankheitsprävention Gedanken zu machen. Viele Berufe sichern die Existenz, fördern aber nicht unbedingt die Gesundheit.

Manches Mal erlebe ich, dass sich Menschen sogar schuldig fühlen, wenn sie erkranken. »Die böse Krankheit bestraft mich, weil ich nicht gut bin.« Die Idee, Krankheiten als Strafe und Folge von Sünden zu erfahren, sitzt tief im Unterbewusstsein vieler Menschen und variiert nach kultureller Prägung. »Ich bin selbst schuld, warum habe ich nicht gut genug auf mich aufgepasst?« ist eine sehr laute und häufige Klage. Kein Mensch ist schuldig, weil ihn zum Beispiel ein Virus befallen hat oder sein Gewebe sich bösartig verändert. Auf manche Erkrankungen haben wir einfach keinen willentlichen Einfluss. Innere Schuldzuweisungen sind niemandem dienlich. Insbesondere dann nicht, wenn wir alle Kraft für die Heilung brauchen.

WIR SIND FREI VON SCHULD, ABER NICHT FREI VON VERANTWORTUNG UNS GEGENÜBER.

Bei vielen Beschwerdebildern lässt sich aber verantwortlich handeln; kleine Gewohnheitsbrecher können einen positiven Einfluss auf unsere Lebensbedingungen haben. Wir sollten die Verantwortung auch nicht völlig in die Hände von Ärztinnen, Psychologen, Heilern oder Heilpraktikerinnen legen, damit sie uns heilen. Wir sind an unserer Heilung direkt mit beteiligt. Letztlich heilt dein eigener Körper. Bei Wundheilung kannst du wunderbar beobachten, welche Selbstheilungskräfte im Körper zu Hause sind.

Wie bereits erwähnt, sollte die Gesundheitsbetrachtung die verschiedenen Aspekte von Körper, Geist und Seele nicht voneinander trennen, sondern sie verbindend miteinbeziehen. Insbesondere spielen die psychosomatischen Zusammenhänge eine wichtige und immer noch unterschätzte Rolle. Nehmen wir die Emotion Wut oder das Gefühl, verärgert zu sein. Als gesunde Folge reagiert der Körper mit einer Fülle an Veränderungen: Der Blutdruck steigt, das Herz schlägt schneller, die Atmung beschleunigt sich, die Muskulatur wird angespannt, die Haut besser oder schlechter durchblutet, denn starker Zorn lässt uns erblassen oder erröten. Alle Stoffwechselvorgänge im Körper, die der Gewinnung von Energie dienen, werden angeregt. Ursache dafür ist die Bereitstellung von Hormonen, die durch einen seelischen Prozess angeregt wird. Viele, insbesondere Frauen, neigen dazu, ihre Wut oder ihren Ärger »hinunterzuschlucken«. Für den Körper ist es hingegen wichtig, sich abreagieren und den Stoffwechsel wieder entschleunigen zu können. Geben wir den Emotionen jahrelang keinen Raum zur Entfaltung, dann können wir als Folge dieser unterdrückten Reaktionen krank werden. Immer nur angespannt zu sein und nicht zu wissen, warum, kostet enorme Körperkraft. Darum ist es wichtig herauszufiltern, was der Auslöser für die Emotion Wut oder die Emotion Ärger ist und ob es eine Lösung für den Konflikt auf der seelischen und körperlichen Ebene gibt.

Übung 3
Eine Statue der Emotionen formen
Dauer: ca. 20 Minuten
Ort: beliebig – wo Platz für Bewegung ist
Hilfsmittel: Zettel und Stift für Notizen

Stell dir vor, dein Körper wäre eine Knetmasse und du könntest ihn formen wie eine Statue. Forme nacheinander die Grundemotionen wie Wut, Ekel, Trauer, Angst und Freude. Als Statue begib dich zunächst in die Haltung der Wut. Lass dir ein bisschen Zeit, um dich darin auszuprobieren. Wenn du eine gute Position gefunden hast, bleibe circa 45 Sekunden in der Haltung als Statue. Diese Übung soll keine emotionale Schwere auslösen, sondern spielerisch wirken. Genieße die Positionen, die du als Statue nacheinander einnimmst. Dazwischen notiere, was dir an dir selbst auffällt. Vermutlich fällt dir die Haltung zu einer Emotion leichter als die zu einer anderen. Vielleicht erinnert dich auch eine Situation an etwas, das du erlebt hast. Manchmal haben wir zu einer Emotion einen leichteren Zugang und zu einer anderen gar keinen. Was sagt das über dich aus?

Mithilfe der bewussten Körperhaltung können wir uns unserer inneren Haltung besser bewusst werden, sie beeinflussen und verändern. Stellen wir sie spielerisch dar, dann lernen wir uns besser kennen und erfahren, welche Emotionen unserem Körper am vertrautesten sind und wie wir uns fühlen, wenn wir als Statue so verharren.

Was nährt eine gesunde Lebensweise?

Gesundheit braucht die Hinwendung zu sich selbst. Liebe dein Selbst in der zärtlichen Akzeptanz aller Schwächen und Wunden. Gesundheit braucht das Hineinatmen-Können in die Entspannung. Gesundheit braucht Räume der Geborgenheit. Sie braucht Empathie für dich und deine lebendige Umwelt und dein Wohlwollen, an deine ureigenen Prozesse zu glauben. Gesundheit braucht Auszeiten. Auszeiten, in denen die Nacht als Stille erlebt wird und jede Morgendämmerung ein Hoffnungsträger ist. Gesundheit will genährt werden mit konstruktiven, liebevollen Stimmen. Gesundheit braucht mehr als nur das Lippenbekenntnis, dass du etwas ändern willst, es verlangt deine ganze Hingabe zur Veränderung.

Wenn deine Körperzellen keinen Schutz vor Emotionen kennen, das heißt, wenn dein Körper es nicht kennt, sich geborgen zu fühlen oder tiefenentspannt sein zu können, dann fließt die Lebenskraft nicht geschmeidig. Ein entspannter Körper kann sich viel besser für heilende Impulse öffnen. Und vor allem braucht es die Erinnerung, dass wir soziale Wesen sind, die an- und miteinander reifen. Wann können wir am besten darauf hören, was unsere Vitalität stärkt? Wenn wir still werden. Wenn wir aufmerksam sind und uns mit Wertschätzung begegnen. In der Stille begegnen wir unserer Essenz. Fühle deine Lebendigkeit bei der Atmung. Bleib offen und empfänglich für deine Bedürfnisse. Erinnere dich: Gesundheit ist auch nichts Starres, sondern sie befindet sich in stetiger Bewegung.

WIR HABEN DIE MACHT MITZUGESTALTEN,
WAS UNSERE VITALITÄT STÄRKT.

Achte darauf, *wie du* …

- *isst,*
- *trinkst,*
- *dich bewegst,*
- *schläfst,*
- *denkst,*
- *wahrnimmst,*
- *atmest.*

Du *hast* einen Einfluss auf deine Lebensweise. Mit dir selbst liebevoll zu sein, ist das Fundamt für deine Lebenskraft.

Übung 4
Liebesbrief an deinen Körper
Dauer: ca. 30 Minuten bis 1 Stunde
Hilfsmittel: Zettel und Stift, gegebenenfalls Fotos von dir zum Einkleben

Diese Übung kann dir helfen, einen wertschätzen Blick auf dich zu bekommen.

Hast du dir schon einmal die Zeit genommen, deinem Körper einen Liebesbrief zu schreiben? Mit allem, was dir an ihm gefällt? Damit du dir besser vorstellen kannst, was ich damit meine, hier als Anregung und Beispiel ein Liebesbrief, den eine Teilnehmerin, 52 Jahre alt, meines Workshops verfasst hat:

»Hallo, geliebter Körper! Ich danke dir, du riechst, siehst, schmeckst, hörst und fühlst, du nimmst die innere und äußere Welt wahr. Deine Sinne sind ein großes Geschenk an mich, sie machen mein Leben bunt und intensiv. Sie eröffnen mir neue Blicke in das Leben, in dein Innerstes hinein. Du, Bauch, bist da, weich und zugleich fest, dehnbar und voller Organe. Du hast mein Kind getragen, hast ihm Raum gegeben, es geschützt. Du, Bauch, meine Mitte, mein Zentrum, mein Ort der Intuition. Ich danke dir. Du bist so verlässlich in Zeiten der Fragen, Zweifel und Ängste. Meine Brust, du bist so schön, so zart und so sexy. Ich finde euch richtig toll, ihr zwei. Ihr seid weiblich, nährend und rund. So schön. Ich danke dir, Haut, du fühlst, schützt mich, wärmst mich und lässt dich berühren. Knochen, Becken und Wirbelsäule, dank euch kann ich mich in viele Richtungen bewegen. Du Körper, ich danke dir für alles, was du mir bis heute geschenkt hast. Mein Leben.«

Nun schreibe deinen eigenen Brief. Mein Tipp: Lies dir den Brief anschließend laut vor, während du dich am Herzen oder am Bauch berührst. Lass ihn dir schließlich von einem Freund oder einer Freundin laut vorlesen, wenn du magst. Sprich mit dir so, als ob du nur dein Bestes sehen würdest. Finde Worte dafür, warum du dich selbst liebst und schätzt. Erlaube dir, ganz selbstbewusst und vollkommen frei von Angst sowie verständnisvoll und mitfühlend zu sein.

ÜBER DIE CHANCE VON KRISENZEITEN

Wie gehen wir mit unserem Körper um, wenn Krankheiten unsere Körperlandschaft formen und wir in Krisenzeiten landen? Krankheiten sind nicht selten eine Einladung des Lebens, einen Perspektivwechsel vorzunehmen. »Der richtige Weg zur Ganzheit besteht aus schicksalsmäßigen Umwegen und Irrewegen«, sagt der Schweizer Psychiater C. G. Jung. Und egal, wie sehr wir uns bemühen, dem Schicksal aus dem Weg zu gehen, es kann uns alle jeden Moment einholen. Egal, wie selbstsicher wir uns durch den Alltag bewegen, unser Leben und unsere Gesundheit können im Bruchteil einer Sekunde eine ganz andere Richtung nehmen, als wir denken oder planen. Ein Unfall befördert uns schnell in eine vermeintliche Krisenzeit.

Hier möchte ich auf das Wort »vermeintlich« eingehen. In einem akuten Fall der Erkrankung erlebe ich es oft, dass Menschen zunächst überfordert sind oder in einer echten Krise landen. Der Alltag will umgestaltet werden und der Genesungsprozess kann langwierig sein. Dies kostet Kraft und geht häufig mit Lustlosigkeit einher. Selbst wenn wir uns innerlich in einem akuten Drama befinden, habe ich nicht selten gehört, dass der Unfall oder die heftigste Diagnose rückblickend gesehen der fehlende Impuls gewesen ist, der nötig war, um wieder in die richtige Spur zu kommen. Dann höre ich Sätze wie:

»Mein Magengeschwür war das Beste, was mir passiert ist.«

»Wäre ich nicht im Burn-out gelandet, hätte ich nie gelernt, auf meinen Körper zu hören.«

»Durch meine Erkrankung bin ich viel sozialer geworden.«

»Die Grippe war meine Rettung, sonst wäre ich völlig kaputtgegangen.«

»Durch den Tinnitus habe ich wieder gelernt, achtsamer zuzuhören.«

Solche Erfahrungen aus Krankheitsprozessen zu gewinnen, ist ein Geschenk. Dann zeigt sich ein geschwächter Körper als ein Schlüsselmoment der Veränderung. Wir öffnen mit der Krankheit eine neue Tür, und auch wenn wir im Vorfeld nicht immer wissen, was uns erwartet, gefällt uns der Weg, den wir eingeschlagen haben, nachdem die Tür aufgegangen ist.

An die Krankheit

Immer wenn ich versuche, dich im Ganzen zu begreifen, scheitere ich. Du folgst keinen Konzepten. Du bist frei. Kreativ verfolgst du dein Ziel. Erprobst dich, wie es dir passt. Du bist eine Antwort auf Ungleichgewichte. Bekämpfen kann ich dich nicht. Sterblichkeit ist deine Stärke. Boten schickst du voraus oder nicht. Letztlich gilt es, deinen Willen zu akzeptieren.

Im Augenblick leben. Operationen, Chemotherapie, Medikamente – mit der Liste deiner Feinde lässt sich gut Geld verdienen. Manchmal gewinnt man Lebenszeit, auch Hoffnung und Lebensmut, das ist sehr viel.

Manchmal bist du ein wundervoller Lehrer, stärkst Verbundenheit und rückst Prioritäten gerade. Schmerzen, Schuld und Angst sind deine Verbündeten. Für mich bist du der Inbegriff von Wildheit – unkontrollierbar und vielfältig.

Vielleicht bist du eine gesunde Antwort auf eine erkrankte Umwelt. Vielleicht bist du aber auch nur eine Laune der Evolution. Ich weiß es nicht. Es gibt unendlich viele Wege, dich zu vermeiden, aber keine Garantie.

Ich lerne viel von dir, in kleinen Schritten, dafür bin ich dankbar, zum Beispiel wie begrenzt Heilkünste wirken, wenn höhere Gesetze gelten. Trotzdem gilt Heilung bis zur letzten Schwelle. Berührt werden bis zum letzten Atemzug.

Nicht jeder ist jedoch in der Lage, körperliche Beschwerden als einen positiven Schlüsselmoment betrachten zu können. Manches Leid sitzt zu tief. Manches Trauma hinterlässt Narben, die nicht nur wetterfühlig sind, sondern uns auch daran hindern, dem Leben überhaupt eine Freude abzugewinnen. Manche Schicksalsschläge lassen jeden Muskel versteinern, und das In-sich-Hineinfühlen kann als Bedrohung empfunden werden. Ebenso kann Leid uns erfinderisch machen und uns zur Handlung motivieren.

Manches körperliche Leid zwingt uns förmlich dazu, in die Auseinandersetzung mit unserem Seelenempfinden zu gehen. Es taucht immer und immer und immer wieder auf; es verhält sich wie Wasser, das sich unaufhaltsam seinen Weg sucht. Dazu ein Beispiel:

Muskelverspannungen im Rücken waren für Frau Rose der Grund, einen Termin bei mir zu vereinbaren. Vorweg muss ich dazu sagen: Ich habe mir irgendwann einmal angewöhnt, den Verspannungsgrad der Muskulatur von 1 bis 10 einzustufen. Mit Grad 1 definiere ich akute Verspannungen und leichte Verkürzungen der Sehnen. Bei 10 handelt es sich um starke, langjährige Verhärtungen und unflexible Sehnen. Bei Frau Rose stellte ich bereits bei der ersten Berührung ihres Körpers eine ganz klare 10 fest. Für mich war es unmöglich, in nur 30 Minuten – so lange dauerte der Termin – überhaupt zu ihrer Körperlichkeit durchzudringen. Auf die Frage, wie ich ihre Lage einschätze, antwortete ich ehrlich nach meinem Empfinden: »Du fühlst dich wie ein Stein an. Wenn es dein Wunsch ist, dass du dich wie Moos anfühlst, dann haben wir einen langen Weg vor uns, und es liegt an dir und es verlangt dir Mut ab, ihn zugehen.«
Muskelverhärtungen sind ein wichtiger Indikator unseres Umgangs mit dem Leben und dem, was das »wilde Leben« uns abverlangt. Wenn wir vielen Stürmen ausgesetzt sind, wenn unsere Seele verletzt wird, sich schuldig, traurig, wütend oder ängstlich fühlt, dann ist es sehr verständlich, dass wir anfangen, eine Schutzmauer der Verhärtung aufzubauen. Das ist ein wundervoller Mechanismus des Körpers, uns vor weiteren Eindrücken zu schützen. Aber eine Mauer um den Körper zu tragen, ist so, als ob wir mit dem Gewicht einer Rüstung versuchten, einen Sprint zu laufen. Verhärtete Muskeln kosten den Körper viel Energie. Probiere es aus! Spann deine Oberschenkelmuskeln an und versuche, diesen Zustand so lange wie möglich zu halten. Du fühlst sofort, wie viel Anstrengung es dich kostet, und bei einem chronisch verspannten Muskel wenden wir diese Kraft auf, ohne dass es uns bewusst ist. »Wieso brauchst du die Verhärtungen in der Muskulatur?« Diese Frage

stelle ich häufig meinen Patienten, und ich stellte sie auch Frau Rose. Verletzungen aus der Kindheit, Gewalterfahrung in der Ehe und der Druck der Arbeitswelt forderten ihrem Körper Verhärtungen ab.

Es dauerte Jahre, bis wir Schicht für Schicht die Geschichten der Verhärtungen aus ihrem Körper abgetragen hatten.

So gewinnst du einen gesundheitsförderlichen und liebevollen Umgang mit dir selbst

- Nimm bewusst wahr und würdige, was dich in deinem Leben gerade beschäftigt.
- Sei bereit, dich selbst zu erforschen und zu entdecken, ohne dich dabei negativ zu bewerten.
- Sei offen und flexibel für neue Erfahrungen und Erkenntnisse.
- Sei offen für unbekannte und ungewöhnliche Wege.
- Übernimm die Verantwortung für dein eigenes Leben und damit auch für deine eigene Gesundheit.

Übung 5
Loben und danken
Dauer: unaufhörlich

Ohne deinen Körper funktioniert rein gar nichts. Denk immer daran, wenn du meinst, du könntest mit dem Kopf durch die Wand. Darum ist es wichtig, dem Körper zu danken und auf ihn zu achten. Mindestens ebenso, wie du dein Zuhause pflegst und gestaltest, solltest du deinen Körper pflegen. Er ist weise, er besteht nicht allein aus einer materiellen Gestalt, aus deinem Bewegungsapparat oder deinen Organen. Nicht nur Zellen und ein komplexes Stoffwechselsystem zeichnen ihn aus. Dein Körper ist viel mehr als nur deine Muskulatur oder deine Augen. Ihm liegt eine mystische Intelligenz zugrunde.

Bedanke dich so oft wie möglich bei ihm. Sprich deinen Dank laut aus. Es macht einen großen Unterschied, wenn du dich dabei selbst hörst.

Zum Beispiel: »Danke, Füße, dass ihr mich auf allen meinen Lebenswegen begleitet.« Vielleicht magst du deine Füße dabei ein wenig massieren oder eincremen, während du das sagst.

Wir waschen den Körper ohnehin, da können wir ihn auch gleich loben, wenn wir uns duschen, abtrocknen, eincremen. Die Stellen mit Narben erhalten besonders viel Lob. Dies sollte so selbstverständlich werden wie Zähneputzen.

Übung 6
Seelenruhig gehen
Dauer: 30 Minuten

Es ist mittlerweile Trend geworden, einen Schrittzähler zu aktivieren. Die meisten Handys verfügen über eine App mit »Health«-Funktionen. Je mehr Schritte, desto besser – lautet das Motto. Natürlich fördern Bewegung und Beweglichkeit deine Gesundheit. Das Motto dieser Übung ist aber nicht, wie *viele* Schritte du gemeistert hast, sondern wie *entschleunigt* du dich bewegen kannst. Je weniger hektische Bewegung, desto besser.

Im Alltag sind wir allzu oft einer Reizüberflutung ausgesetzt, daher rege ich mit dieser Übung dazu an, dass der Körper in einem langsamen, entschleunigten Gang lernt, wieder einen Schritt herunterzufahren. Probiere es aus, am besten jeden Tag für etwa 30 Minuten während einer alltäglichen Tätigkeit, dich einfach langsamer zu bewegen. Ein Schritt, ein bewusster Atemzug und wieder ein Schritt, ein bewusster Atemzug. Ganz besonders effektiv ist es, so spazieren zu gehen. Falls du wieder schneller gehst, halte inne und frage dich selbst: Was halte ich daran nicht aus, wenn etwas langsamer läuft?

ICH ÖFFNE MICH VERTRAUENSVOLL DEM LEBEN UND
NEHME ALLES, WAS ES FÜR MICH BEREITHÄLT, DANKBAR AN.
ICH HABE ALLES, WAS ICH BRAUCHE.

Kleine Körperkunde

Die Darmschleimhaut erneuert sich alle drei Tage.

Die Haut erneuert sich alle 28 Tage.

Die Zehennägel erneuern sich innerhalb von neun bis zwölf Monaten.

Das Skelett erneuert sich alle zehn Jahre.

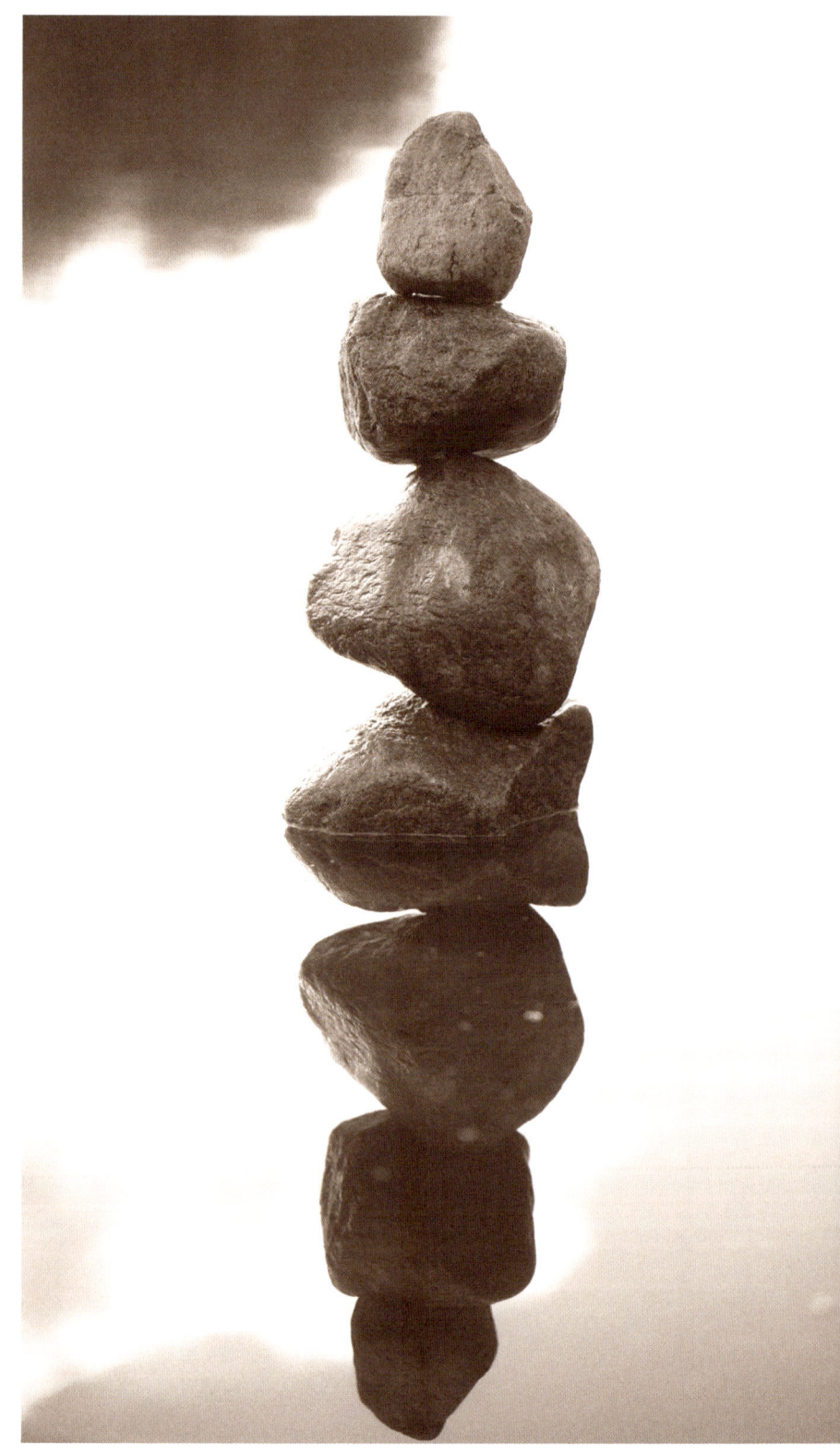

KAPITEL 2:
KÖRPERERLEBEN –
DIE VERSCHIEDENEN
EBENEN DER
WAHRNEHMUNG

———

Durch deine Hände wirkt der Frühling.

Wie im ersten Kapitel bereits erwähnt, ist der liebevolle Weg zur eigenen Körperlichkeit für mich ein Schlüssel zum gesundheitlichen Wohlbefinden. Dafür ist es nicht notwendig, bei einem Ironman mitzumachen oder ein Yogameister zu sein, es reicht erst einmal aus, dich und deine Körperlichkeit anzunehmen, so, wie du bist.

Manche Krankheitstage – so unwohl ich mich in dem Moment dann auch fühlte – haben meinem Wohlbefinden letztlich sehr gedient. Ich brauchte sie sogar, um mich wieder mit meinem Körperinnenleben zu verbinden. Ein Körper, der Fürsorge einfordert, fällt in ein anderes Raum- und Zeitempfinden. Wer kennt es nicht, dass ein Fieberschub eine tiefe Erkenntnis oder Einsicht gebracht hat? Bei Kindern geht mit jeder intensiv durchlebten Erkrankung ein Wachstums- und Entwicklungsschub einher. Warum sollte das beim Erwachsenen anders sein?

> ICH BIN NICHT WENIGER WERTVOLL, WEIL ICH KRANK BIN
> ODER ZUR ERHÖHTEN KRANKHEITSBEREITSCHAFT NEIGE.

Wir sind Meister der negativen Bewertung, vor allem unser Körper bekommt in diesem Sinne »sein Fett weg«. In diesem Kapitel möchte ich dir verdeutlichen, dass dein Körper – jeder Körper – verschiedene Bewusstseinsebenen und Wahrnehmungskanäle hat.

GEDANKEN REGIEREN DAS HANDELN

Lass uns mit dem »Gedanken« beginnen. Unsere Gedanken sind Teil unseres Wachbewusstseins und oft ein falsch geschulter Antreiber, wenn es darum geht, uns auf eigene Defizite hinzuweisen.

Der folgende Dialog zwischen Gedanken und Körper wird das verdeutlichen.

Der Gedanke kommuniziert: Du darfst nicht krank werden! Auf gar keinen Fall! Dein Arbeitgeber akzeptiert nicht noch eine Krankmeldung. Es gibt jede Menge zu tun. Vergiss nachher nicht die Milch beim Einkaufen! Wann war noch mal der Elternabendtermin? Ich brauche dringend einen doppelten Espresso. Ach, am besten nehme ich gleich prophylaktisch eine Tablette. Schaden tut es ja nicht. Mach schneller. Das Wetter nervt. Bloß nachher nicht vergessen, Steffi zum Geburtstag zu gratulieren. Dieser blöde Husten, wann hört er endlich auf? Mist, dieser bekloppte Körper macht nie das, was ich will.

Der Körper kommuniziert: Halt!! Ich bin müde. Bitte nicht auch noch einkaufen gehen, lieber hinlegen und entspannen, und lass das Telefonieren, mir tun Hals und Ohren doch schon weh. Eine warme Suppe wäre jetzt gut.

Viele von uns kennen diese Art von Dialogen. Wir fühlen, was der Körper braucht, und folgen dennoch nicht diesem Impuls. Uns fehlt die Zeit, die Lust oder es stehen wichtige Termine an, die es unmöglich machen, auf scheinbar »unwichtige« Zeichen wie zum Beispiel eine banale Erkältung zu achten. Als Folge unterdrücken wir unsere Körperseelensprache. Das können wir auch einige Male ohne Weiteres tun, da unser Körper sehr gut und in unglaublichem Maß kompensieren kann. Nur: Der Berg der Kompensationen sollte nicht zu groß werden, denn sonst können sich Krankheiten auf eine tief liegende Körperschicht setzen. Im aufgeführten Beispiel kann sich aus einer länger verschleppten Erkältung der chronische Verlauf einer Entzündung im Hals-, Nasen-, Ohren- und Lungenbereich entwickeln. Oder auf die geschwächte Abwehr folgt eine Grippe, da der Körper keine weiteren Kräfte mehr mobilisieren kann.

Den Verstand ehren – und in seine Schranken weisen

Unsere Wahrnehmung ist seltsam gespalten, wenn es darum geht, was der Körper braucht und der Verstand im Gegensatz dazu fordert. Unser Verstand ist der Erfinder von Multitasking. Da die Gedankenwelt meist sehr flink ist, kann es dem Verstand nicht schnell genug gehen – am liebsten alles gleichzeitig und sofort! Der Verstand hält Atempausen für überbewertet, und wehe, man widmet sich seiner Körperbetrachtung, dann mutiert er gerne zum brüllenden Löwen, der ruft: »Sei nicht so faul!« Faul zu sein, das ist sein Erzfeind. Nicht denken, unmöglich! Und eigentlich ist auch nichts dabei, ständig einen Film im Kopf laufen zu haben. Allerdings benötigt man auch vom besten Film irgendwann eine Pause. Immer wieder das gleiche »Kopfkino« laufen zu haben, kann ermüden und fördert vor allem nicht unsere emotionale Reife.

Kritisch wird es, wenn wir Krankheitsanzeichen unterdrücken. Darum ist es immer wieder sinnvoll, dem eigenen inneren Körperklangrhythmus zu lauschen. Ich habe die Erfahrung gemacht: Wenn wir unseren Verstand, sein Wissen ehren, laut benennen oder aufschreiben, dann fühlt er sich wahrhaftig gehört und ernsthaft wahrgenommen. Ich sage es ihm auch immer wieder laut: »Lieber Verstand, auch du bist Teil meines Körpers und hast im Laufe der Evolution eine sehr große und wichtige Rolle gespielt. Unsere menschliche Weiterentwicklung und unsere Überlebensfähigkeit haben dir viel zu verdanken. Mein analytisches und logisches Denken hilft mir in vielen Punkten weiter. Bitte lass mich jetzt noch mein Herzbewusstsein und meine Muskelzellen befragen, damit wir ein perfektes Team sind und die effizienteste Lösung für uns finden.«

Es hat einige Übungsanläufe gebraucht, aber mittlerweile vertraut mir mein Verstand und er gibt Raum frei für meine anderen Körperempfindungen. Damit unser Gehirn aber nicht in einem schlechten Licht dasteht, möchte ich auf seine Genialität intensiver eingehen.

Es hat Millionen von Jahren der Evolution gebraucht, um ein Gehirn von solcher Leistungsfähigkeit zu entwickeln. Tausende Jahre Anstrengung der Natur, damit wir einen so wundervollen Denkapparat haben. In diversen Achtsamkeitslehren wird gepredigt, dass wir unser Gedankenkarussell stoppen sollen, damit es still wird. Für mich ist es nur sinnvoll, etwas zu stoppen, wenn es mir nicht dienlich ist. Richten sich die Gedanken stets gegen mich oder sind unaufhaltsam in der Wertung gegen meinen Körper, dann haben sie keinen Nutzen. Wenn unsere Gedanken Unwohlsein vermitteln, dann ist es wichtig, sie in eine Schule für Achtsamkeit zu schicken. Meditationsübungen jeglicher Art bieten sich dann an. Wir brauchen eine gezielte, gelernte Grenze gegen konstante, sinnlose Gedankenmonologe. Wenn mir jemand sagt, er möchte seine Gedanken stoppen, dann werde ich sehr wachsam und weise mit etwas besorgter Miene darauf hin, dass wir unsere Gedanken erst stoppen können, wenn unser Herz nicht mehr schlägt. Ich bitte dann nachzufühlen, was die eigentliche Intention ist hinter solch einem Wunsch. Was fehlt deinem Körper, damit du dich entspannter wahrnehmen kannst? Stell dir mal vor, deine Gedanken würde einen Erguss voller sanfter, liebevoller Zärtlichkeit sein, würdest du sie dann stoppen wollen? »Du bist toll! Das machst du richtig. Du wirst geschätzt. Du bist schön. Du bist Liebe. Du bist gesund. Du bist wertvoll. Du darfst dich entspannen. Du bist friedvoll.« – Würdest du solche Gedanken stoppen wollen?

Was das Gehirn leistet

Unser Gehirn ist die Steuerzentrale unseres Körpers, ohne die wir nicht denken oder empfinden können. Es benötigt viele Daten, Bewegungen und Informationen zur weiteren Entwicklung. Je mehr Erfahrung es sammelt, umso besser. Wie der Umgang und die Auswertung dieser Daten aussieht, zeigt sich in der Qualität der Gedankenwelt und in unserem Verhalten. Wir können bis zu 60 000 Gedanken in 24 Stunden denken. Wobei unser Gehirn zum Glück eine Filterstation hat und wir nicht jeden unserer Gedanken permanent bewusst wahrnehmen; die bewusste Wahrnehmungsfähigkeit unserer Gedanken liegt bei circa 5 Prozent. Das meiste an Wahrnehmung spielt sich also eher unbewusst ab. Wer jetzt denkt, im Gehirn sitze nur der analytische Verstand, der irrt. Wo nimmst du Gefühle im Körper wahr? Viele Menschen zeigen spontan zum Herzen bei der Antwort. Wo nimmst du deine intuitive und instinktive Wahrnehmung wahr? Wenn es um Intuition, unser Bauchgefühl geht, zeigen viele spontan zum Bauchraum hin. Ob nun Verstand, Herz- oder Bauchgefühl, sie haben alle ihre Steuerzentrale im Gehirn.

Der älteste und am unteren Ende befindliche Teil unseres Gehirnes ist das **Reptiliengehirn**. Es hat seinen Sitz im Hirnstamm. Er hat sich bereits vor circa 500 Millionen Jahren im Laufe der Evolution entwickelt. Bitte lass dir diese Zahl noch einmal bewusst durch den Kopf gehen: 500 Millionen Jahre!
Gerade weil dieser Teil des Gehirns so alt ist, fällt es uns so schwer, Veränderungen zu forcieren. Gewohnheiten und Verhaltensweisen sind

dort unabänderlich gespeichert. Er lernt nur sehr langsam und vermittelt uns das Gefühl der Routine und Sicherheit. Die essenziellen körperlichen Grundbedürfnisse sind dort gespeichert, zum Beispiel das Verlangen nach Essen, Schlafen, Trinken, Atmung und Sexualität. Das Reptiliengehirn reguliert die Hirnnervenkerne und alle lebenswichtigen Bereiche wie die Atmung, die Regulation des Herzschlags, die Nahrungsaufnahme und die Darmtätigkeit. Dieser Teil des Gehirns verbindet uns übrigens mit allen anderen Wirbeltieren, da es bei ihnen fast anatomisch gleich aufgebaut ist.

Unser instinktives Verhalten wirkt von dort. Unser Körper kann zum Beispiel schnell reagieren, wenn Gefahr droht. Stell dir vor, du fasst eine heiße Herdplatte an, dann ziehst du deine Hand automatisch zurück. Es braucht keinen analytischen Verstand, der dir vermittelt, ob es sinnvoll ist oder nicht, die Hand sofort zurückzuziehen.

Unsere **Emotionen** sollen sich hauptsächlich im limbischen System, einem stammesgeschichtlich alten Teil des Gehirns, bilden. Der Psychologe Paul Ekman hat sechs kulturübergreifende Basisemotionen definiert: Freude, Ärger, Angst, Überraschung, Trauer und Ekel.

Unsere Emotionen können als Treibstoff für unser Gehirn verstanden werden und fördern das Motivationshormon Dopamin. Wir brauchen Emotionen, damit wir uns lebendig fühlen. Ohne Emotionen stumpfen wir ab. Darum sind Gefühle auch ein Segen, sie haben einen wichtigen Nutzen.

Der **Verstand** hat seinen Sitz in der Stirnhirnrinde. Wenn ich von Kopfwahrnehmung spreche oder vom Gedankenkarussell, dann meine ich diesen Teil des Körpers, der besonders aktiv ist. In der Großhirnrinde findet logisches und analytisches Denken statt. Das Denken und Speichern von Daten ist ihre Hauptaufgabe.

Sinnenreiche Körperwahrnehmung

Welchen Nutzen haben wir jetzt von diesem kleinen anatomischen Exkurs? Er macht deutlich, dass unser Körper verschiedene Bewusstseinsebenen hat. Wie nun Bewusstsein genau zustande kommt, wo der Sitz der Lebenskraft ist und wie die Seele wirkt, kann dadurch nicht beantwortet werden.

Doch befinden sich *Verstand, Emotionen* und *essenzielle Grundbedürfnisse* in ausgewogener Harmonie, dann kann man behaupten, dass wir eine gesunde Körperwahrnehmung haben. Wer jetzt stutzig wird und denkt: »Wieso denn? Ich nehme meinen Körper eher durch Sinneseindrücke wahr«, hat natürlich auch recht. Wenn wir über Wahrnehmung reden, denken wir zumeist an das Sehen, Hören, Riechen, Tasten oder Schmecken. Kaum jemandem jedoch ist die Komplexität der Körperwahrnehmung bewusst. Tatsächlich erfahren wir unsere Körperlichkeit über den Tastsinn, den Gleichgewichtssinn und die Tiefensensibilität. Ohne funktionierende Körperwahrnehmung sind alltägliche, automatisierte Bewegungsabläufe wie Gehen, Springen, Klettern oder Laufen nicht möglich.

Unser Körper ist ein Wunderwerk mit diversen Wahrnehmungskanälen. Diese verschiedenen Wahrnehmungszugänge erfolgen über unsere fünf Sinnesorgane: Wir können sehen, hören, riechen, schmecken und tasten. Der Gleichgewichtssinn koordiniert die Stellung unseres Körpers im Raum.

Menschen mit einem guten Körpergefühl sind sicherer in ihren Bewegungen und können auch in ungewohnten Situationen angemessen reagieren und handeln.

DREI WAHRNEHMUNGSKANÄLE

Aus dem Erleben des eigenen Körpers mit allen Sinnen entwickelt sich das Körperbewusstsein, das großen Einfluss auf Selbstwertgefühl und Gesundheit hat. Darum ist die Körperwahrnehmung ein zentraler Bestandteil der Persönlichkeitsentwicklung. Sie umfasst das bewusste Wahrnehmen von körperlichen und geistigen Zuständen. Die geistigen Zustände haben, wie oben beschrieben, einen großen Einfluss auf die Bedürfnisse des Körpers. Ist mein Verstand angespannt, dann ist mein Körper ebenfalls angespannt. Beides lässt sich nicht voneinander trennen. Entspannung ist ein Zustand, der den ganzen Menschen mit Körper und Seele umfasst. Man kann einfach nicht seelisch angespannt und körperlich entspannt sein oder umgekehrt. Darum ist es wichtig, eine ganzheitliche Sicht von Kopf-, Herz,- und Bauchwahrnehmung zu haben. Zusammenfassend lässt sich über unser Körpererleben sagen:

Verstand (Kopfwahrnehmung)

Mein Verstand dient mir in der Entscheidungsfähigkeit und hilft mir, Schlussfolgerungen zu ziehen. Es ist sinnvoll, ihn zu schulen, wenn er einem nicht dienlich ist und zur eigenen Verunsicherung und Schwächung beiträgt. In so einem Fall brauchen wir einen gesunden Abstand zu ihm und sollten aufhören, ihn als Ikone der Wahrheit zu manifestieren. Aufhören, sich mit den eigenen Gedanken zu identifizieren, kann dienlich sein. *Du bist nicht dein Gedanke und deine Gedanken sind nicht du* – das kann eine gute Affirmation dafür sein. Es ist falsch, dem Verstand die Kontrolle über unsere gesamte Wahrnehmungsfülle zu überlassen. Das macht uns unvollkommen.

Emotionen (Herzwahrnehmung)

Emotionen fördern im besten Fall Wachstum, Reife, soziales Verhalten und unsere Empathiefähigkeit. Sie sind Treibstoff für unsere Gehirnzellen. Emotionen wollen gefühlt werden dürfen und sollten nicht unterdrückt werden. Allein durch die Annahme der Trauer, Wut, Angst et cetera verändert sich schon die Wahrnehmung und innerlich wird Raum frei für heilende Impulse.

Essenzielle Grundbedürfnisse (Bauchwahrnehmung)
Sie vermitteln ein Gefühl von Sicherheit. Jeder Körper braucht, um sich geborgen und entspannt zu fühlen, gesundes Essen und Trinken, ausreichend Schlaf, Bewegung, entspannte Atmung und Fürsorge. Unsere Körperbedürfnisse sind abhängig vom instinktiven Verhalten. Je mehr unsere Grundbedürfnisse befriedigt sind, umso geschützter, geborgener fühlt sich der Körper und kann für seine Gesundheit sorgen. Beispiel: Wenn ich am Verdursten bin, wird kein noch so vernünftiger Gedanke oder eine Emotion mich davon abhalten können, verunreinigtes Wasser zu trinken.

Die Fülle der Wahrnehmung

Wenn es einen harmonischen Ausgleich zwischen der Kopf-, Herz-, Bauchwahrnehmung gibt und alle eine gleichwertige Aufmerksamkeit bekommen, dann fließt unsere Lebenskraft. Unser Verstand, unsere Emotionen und unsere essenziellen Grundbedürfnisse brauchen diese Form von Balance. Noch vereinfachter ausgedrückt:

Zu viel Kopfenergie blockiert die Herzenergie. Beispiel: Wenn wir nur den Verstand benutzen, dann berauben wir uns der Fähigkeit, intuitiv wahrzunehmen.
Zu viel Herzenergie sorgt für ein Ungleichgewicht zwischen Kopf und essenziellem Grundbedürfnis. Beispiel: Wenn man verliebt ist, dann setzt der Verstand gerne aus, und zu essen oder zu schlafen wird unterbewertet. Dominieren die Emotionen, verringert sich die Fähigkeit für die Wahrnehmung der Grundbedürfnisse. Beispiel: Einschlafstörungen und chronische Müdigkeit, Appetitlosigkeit.
Missachten wir die Grundbedürfnisse, dann bedeutet das für den gesamten Körper Stress. Ohne Wasser, Nahrung und Schlaf fehlt das Fundament an sicherem Körpergefühl und Geborgenheit.

Diese Erkenntnisse können für das eigene Körpererleben nützlich sein. Denn sie helfen zu differenzieren, was wir auf welcher dieser drei Ebenen brauchen, und versetzen dich in die Lage, hinderliche Muster zu erkennen. Hierzu eine kleine Anregung: Stell dir vor, du kommst mit Kopfschmerzen zu einer Medizinfrau. Sie stellt zwei Schalen vor dich. Eine Schale ist gefüllt mit weißen Pillen, die andere mit Heilkräutern. Doch bevor du zu einer dieser Schalen greifst, bittet sie dich, hinauszugehen. Eine Stunde nur mit dir zu verbringen, allein, ohne Gespräche. Du folgst ihrem Rat.

In den ersten Minuten hörst du noch dein Gedankenwirrwarr. Du fragst dich vielleicht, wo du hingehen sollst, welchen Sinn es hat, ziellos umherzulaufen. *Dein Verstand dominiert im Körpererleben.*

Nach fünf Minuten fühlst du dich durstig. Erst jetzt bemerkst du, dass du heute noch nicht viel Wasser getrunken hast. *Ein essenzielles Grundbedürfnis meldet sich, das du zuvor nicht bemerkt hast.*

Nach 15 Minuten fühlst du eine Verspannung im Nacken und nimmst wahr, dass daher die Kopfschmerzen kommen.

Nach 30 Minuten zieht es dich zu einem Baum hin. Du lehnst dich an. Ausatmen. Etwas in dir entspannt sich. Es tut dir gut, dich anzulehnen. »Viel zu selten«, hörst du dich sagen. *Du fühlst deine emotionale Befindlichkeit.*

Als du nach einer Stunde wieder vor der Medizinfrau und ihren beiden Schalen sitzt, lächelst du und bittest einfach um ein Glas Wasser.

Dieses Beispiel soll zeigen, dass unsere Körperbedürfnisse zwar vielfältig sind, aber es dennoch nicht viel benötigt, damit du dich erinnerst, was du im Grunde tatsächlich für dein Wohlbefinden brauchst. Vor allem kann es eine Stütze sein, das Körperflüstern differenziert wahrzunehmen.

Welchen Nutzen haben wir davon, wenn wir lernen, diesen drei verschiedenen Wahrnehmungskanälen zuzuhören?

- Du lernst, dich zu fokussieren. (Kopf)
- Deine Unterscheidungsfähigkeit wird geschult. (Kopf)
- Du lernst, deine Bedürftigkeit anzunehmen. (Bauch)
- Du bekommst Vertrauen in deine Wahrnehmung. (Bauch)
- Deine Intuition wird geschult. (Herz)
- Der Körper wird nicht mehr als Feind betrachtet, sondern als liebvoller Wegbegleiter. (Herz)
- Du kannst dich wieder im Ganzen fühlen und spüren. (Ziel)

Übung 7
Fragestellungen bei Körperschmerzen
Dauer: 10–15 Minuten
Hilfsmittel: Zettel und Stift

Manchmal weiß der Körper sich nicht anders zu helfen und versucht, unsere Aufmerksamkeit dadurch zu bekommen, dass er uns einen Schmerz schickt. Wir sind dann plötzlich »ganz« im Körper, völlig im gegenwärtigen Augenblick. So ungewöhnlich dieser Vorschlag nun auch ist: Nimm den Schmerz an. Schenke ihm deine volle Aufmerksamkeit. Versuche dich nicht abzulenken oder den Schmerz zu ignorieren. Immer wenn wir etwas ignorieren, findet es einen neuen Weg, um sich zu zeigen. Wenn wir erlauben, es gänzlich und komplett zu fühlen, bemerken wir, dass auch der Schmerz unterschiedlich ist in den verschiedenen Ebenen der Wahrnehmungen. Zunächst ist es wichtig, dass du dich erinnerst, dass du vollkommen bist und dass jede deiner Wahrnehmungen und Empfindungen zum Schmerz richtig ist.

Bei Schmerzen sind folgende Fragen hilfreich: Wie groß ist der Schmerz? Welche Farbe würdest du ihm geben? Pulsiert er? Ist er weich? Ist er hart? Heiß? Kalt? Drückt er? Geh in Kontakt damit, habe Interesse an dir. Ist er ständig präsent oder gibt es Phasen, in denen du ihn weniger oder gar nicht wahrnimmst? Wenn ja, warum? Was tust du in dem Moment, wie geht es dir dann?

Je besser du den Schmerz benennen und beschreiben kannst, desto besser kommst du in Kontakt mit dem, was dein Körperflüstern dir vermitteln will. Manchmal kann es hilfreich sein, diese Empfindungen aufzuschreiben, damit du einen besseren Bezug dazu bekommst.

Des Weiteren kann es helfen zu strukturieren, was deine Gedanken (**Kopfwahrnehmung**) dir in dem Moment vermitteln, wenn der Schmerz da ist. Erkenne an, dass du diese Art von Gedanken hast. Bewerte diese Gedanken nicht mit »gut« oder »schlecht«.

Lass sie sein, genauso wie deine Atmung oder deinen Herzschlag. Sie sind ein Teil deines Körpers.

Der innere Kritiker und Antreiber meldet sich gerne über die Verstandeswahrnehmung. Falls du solch eine Stimme in dir wahrnimmst, wie zum Beispiel: »Ich muss funktionieren«, oder: »Ich bin die Schwache und andere sind kerngesund«, oder: »Ich will schnell wieder schmerzfrei sein«, dann lass auch diese Wahrnehmung erst einmal zu, ohne dich dafür zu geißeln.

Wie ist deine emotionale Regung (**Herzwahrnehmung**) zum Schmerz? Was bewegt dich, wenn du ihn fühlst und in die Mitte deines Herzens lauschst? Werde dir auch hier einfach nur gewahr, was die Emotionen dir vermitteln wollen. Erkenne und wertschätze dich dafür, dass du diese Empfindungen hast. Bewerte diese Emotionen weiterhin nicht als »gut« oder »schlecht«. Lass sie sein, genauso wie deinen Pulsschlag. Sie sind ein Teil deines Körpers. Vielleicht hilft es dir, es einmal laut zu benennen, wie zum Beispiel: »Die Traurigkeit über den Schmerz ist da.« Oder: »Ich fühle, die Wut ist da.« Wenn du Emotionen fühlst, nimm bewusst einige tiefere Atemzüge, bevor du dich auf dein Körperbedürfnis fokussierst.

Welches körperliche Bedürfnis (**Bauchwahrnehmung**) hilft dir, damit du für die nächsten Minuten Linderung verspürst? Deiner Körperfantasie sind keine Grenzen gesetzt. Vielleicht eine Dehnung, ein Minutenschlaf, einfach nur hinlegen, hüpfen, schreien, einen warmen Tee trinken oder eine leckere Frucht essen. Folge diesen Impulsen, damit du für dich selbst fürsorglich sein kannst.

Alle diese Fragen können helfen, in Kontakt mit dem Schmerz zu kommen. Du lernst dich dadurch besser kennen. Mir selbst half der direkte Kontakt zum Schmerz, da ich auf diese Weise besser verstanden habe, was die Auslöser waren. Ich habe seitdem immer weniger Körperschmerzen beziehungsweise sie verschwinden, wenn sie auftreten, schneller.

So provakant es klingen mag: Der Schmerz ist nicht des Körpers Feind. Er ist ein Helfer und macht sichtbar, dass wir unsere Haltung und Lebensumstände ändern sollten.

Wenn wir uns das Erleben in seiner Ganzheit und den Filterprozess des Fühlens verschiedener Wahrnehmungen erlauben, können wir gezielt heilende Impulse setzen, sobald sich Krankheitszeichen melden. Da das Leben eine stetige Übung ist, braucht es einige Anläufe, um klar differenzieren zu können, wie man die drei Ebenen in einen ausgewogenen Zustand bringt.
Hierfür ein Beispiel aus der Praxis.

Frau Kamille hatte seit ihrem 13. Lebensjahr mit diversen Allergien zu kämpfen. Ich schreibe bewusst »kämpfen«, weil es für sie ein echter Kampf war. Von Februar bis in den Herbst hinein war ihre Lebensqualität stark durch den Pollenflug eingeschränkt. Unser Immunsystem dient normalerweise zur Abwehr von Krankheitserregern und Fremdstoffen, die von außen in uns eindringen. Darüber hinaus kann das Immunsystem zwar körpereigene, jedoch krankhaft veränderte Zellen erkennen und beseitigen. Das Immunsystem vermittelt nicht nur Immunität gegen Erreger oder tötet Tumorzellen, manchmal wirkt das Abwehrsystem auch auf unerwünschte Weise. Allergien sind dann eine Überempfindlichkeitsreaktion des Abwehrsystems auf eigentlich harmlose körperfremde oder körpereigene Substanzen. Ich erklärte ihr, dass allergische Reaktionen aus naturheilkundlicher Sicht sehr häufig mit Autoaggression zusammenhingen. Es brauchte selbstverständlich einige Sitzungen, bis ihr bewusst wurde, wie oft ihre Gedanken wie spitze Pfeile gegen sie selbst gerichtet waren. Als sie einigermaßen mit ihrer Kopfwahrnehmung Frieden geschlossen hatte, war es wichtig, nach der Emotion zu fragen, die sie zu dem Zeitpunkt hatte, als die Allergie anfing. Das fanden wir mithilfe einer Meditation heraus. In einer geführten Heilreise zu ihrem 13. Lebensjahr tauchte eine unbändige Wut gegen ihren Vater auf, der die Familie zu dieser Zeit verlassen hatte. Gleichzeitig hatte sie immer das Gefühl, dass sie daran schuld war, dass die Eltern sich scheiden ließen. So wurde ihr verständlich, warum sie anfing, unbewusst destruktive und autoaggressive Gedanken zu entwickeln. Die Trauer um den Verlust des Vaters und gleichzeitig die Wut auf ihn fühlen zu dürfen, hatte enorme Auswirkungen auf ihr körperliches Wohlbefinden. Der nächste Schritt war herauszufinden, wie sie die essenziellen Grundbedürfnisse ihres Körpers unterstützen konnte. Dafür hat sie angefangen, ihre Nahrung auf vegetarische Kost umzustellen, und versucht, den Körper wesentlich mehr zu bewegen. Sie fährt kein Auto mehr und nimmt das Rad. Die viele Zeit draußen ließ sie auch wieder versöhnlicher werden mit der Natur. Sie empfindet inzwischen die Natur auch nicht mehr als feindlich.

Alle diese Maßnahmen waren ihr eine Stütze, sodass ihr Körper weniger mit Entzündungen reagiert. Die Allergene sind nicht weg, aber die Symptomatik hat sich abgemildert und sie braucht keine Medikamente mehr.

Übung 8
Meditation zur Kopf-Herz-Bauch-Wahrnehmung
Dauer: ca. 10 Minuten

Meditationen können uns helfen zu entspannen und schulen uns, Abstand zur Gedankenfülle zu erlangen. Diese Meditation stammt von dem Bewusstseins- und Hypnoselehrer Miguel Gahn. Ein geschützter und harmonischer Ort ist eine gute Stütze zu Beginn solcher Achtsamkeitsübungen, zum Beispiel dein Schlafzimmer oder ein Kraftplatz in der Natur. Leg dich entspannt hin oder finde eine möglichst bequeme Sitzposition. Achte darauf, dass du dich wirklich wohlfühlst und auch ungestört bist. Das Handy oder laute elektronische Geräte sollten ausgeschaltet sein. Es kann hilfreich sein, die Augen zu schließen, damit deine Aufmerksamkeit mehr nach innen gerichtet ist.

Bitte sei dir bewusst, dass du jederzeit die Kontrolle hast, dein Erleben zu regulieren.

Wende dich nun mit der Aufmerksamkeit immer mehr nach innen. Nimm für diesen Augenblick an, was deutlich zu fühlen und zu spüren ist. Fühle dann noch einmal nach. Ist es gerade so bequem wie möglich? Wenn nein, folge im Laufe der Übung immer wieder dem Impuls des Körpers, es so angenehm wie möglich haben zu wollen. Dann lass »es« bewusst los. Loslassen, was dich gerade beschäftigt. Bewusst loslassen, was gewesen ist. Bewusst loslassen, was am Tag oder in der Nacht war. Lass alles bewusst los, seitdem du wach bist. Bewusst loslassen, was dich beschäftigt. Dafür genügt es, dir innerlich zu sagen: »Ich lasse alle diese Gedanken für diese Übung bewusst los.« Wenn dir das Visualisieren dabei hilft, dann stelle dir vor, dass du deine Alltagsgedanken mit einer Karawane ziehen lässt oder sie für den Moment der Übung in einen Koffer packst, den du verschließt.

Dann richte deine Aufmerksamkeit in den Raum, in dem du gerade liegst oder sitzt.

Nun heißt es: ankommen im Hier und Jetzt. Bewusst ankommen in deiner Haltung. Bewusst ankommen in deinem Körper und bei dir selbst. Dafür genügt es, wenn du dir sagst: »Ich komme jetzt bei mir selbst an.« Bewusst wahrnehmen, was jetzt da ist, welche Innenreize, welche inneren Bilder, welche Emotionen du spürst. Zähle sie innerlich auf. Dann kannst du dich auch von diesen Wahrnehmungen wieder lösen. Und wenn du magst, kannst du dir vorstellen, einen kleinen erhabenen Moment des Wohlgefühls wahrzunehmen. Vielleicht eine schöne Landschaft, eine Blume, eine Begegnung, etwas, das dich angenehm berührt hat. Wenn du etwas Passendes gefunden hast, lass auch diese Vorstellung noch deutlicher werden. Du kannst auch deutlicher wahrnehmen, was dir daran so gut gefällt. Vielleicht kannst du spüren, ob dein Körper an irgendeiner Stelle darauf angenehm reagiert. Dann kannst du dich für den Moment von dieser Wahrnehmung lösen und hinter dir lassen. So wie alles andere vorher. Beende die Übung, indem du dreimal tief durchatmest. Lass dir Zeit, auf deine Art und Weise wieder anzukommen.

Übung 9
Zaubersprache
Dauer: 1 Monat

Auch dein Sprachgebrauch gehört zu deiner Körperwahrnehmung und er schult die Gedanken. Lerne, das Klima zu kontrollieren, in dem deine Gedanken und Worte gedeihen.

Versuche, dich einen Monat lang anders als gewohnt auszudrücken. Und zwar: Immer wenn du denkst oder sagst: »Ich habe keine Zeit für …«, ersetzt du diese Aussage durch: »Ich habe keine Priorität für …« oder »Ich lege keinen Wert auf …«. Wie fühlt sich der Unterschied zwischen diesen beiden Ausdrucksweisen an, etwa bei dem Satz »Ich habe keine Zeit, für mich zu kochen« oder »… Sport zu machen«? Nun klingt es so: »Ich lege keinen Wert darauf, für mich zu kochen« oder »… Sport zu machen«. Was verändert sich für dich, wenn du diese Übung machst?

Sich bewusst Prioritäten zu setzen, verdeutlicht dein Interesse. Es zeigt dir auch auf, womit du dich wirklich beschäftigen willst und womit nicht. Empfindest du dich in deiner Alltagsgestaltung autark genug oder fühlst du dich durch ein Zeitdruckkorsett eingeschnürt?

Wir benutzen so oft die Zeit als Ausrede; sich anders auszudrücken, verdeutlicht unsere Intentionen.

AFFIRMATION
ICH DARF MICH UM MICH KÜMMERN.
ICH VERTRAUE MEINER WAHRNEHMUNG.

Kleine Körperkunde

Die härteste Substanz des Körpers ist Zahnschmelz (Enamelum) und besteht zu 95 Prozent aus Hydroxylapatit; sein Härtegrad entspricht etwa dem von Granit.

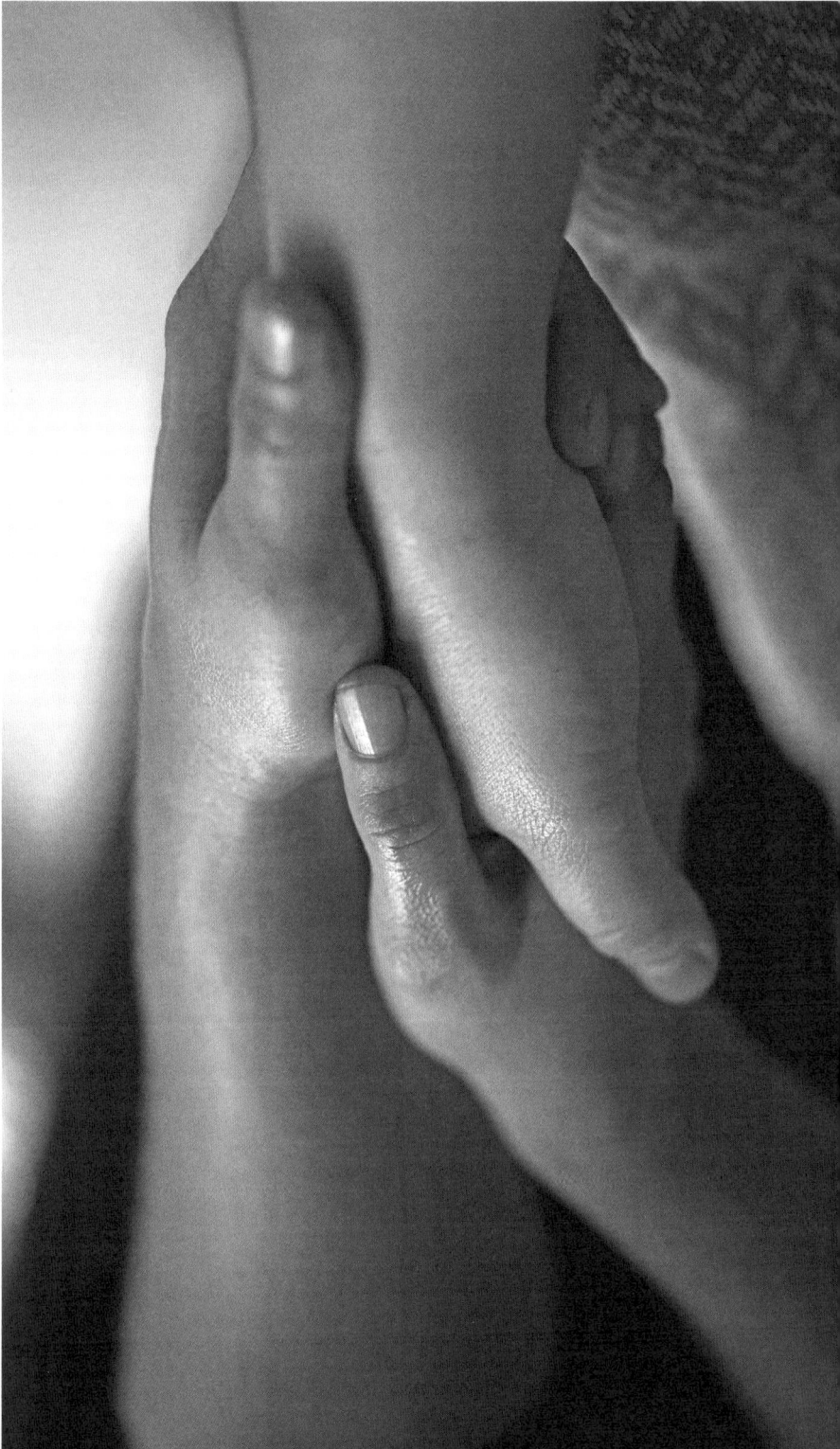

KAPITEL 3:
EIN SCHLÜSSEL
FÜR MEHR KÖRPEREMPFINDEN –
DIE BERÜHRUNG

Berührung ist unsere erste Sprache.

In diesem Kapitel geht es um die kostbare Heilkraft der Berührung, weshalb Berührung uns heilen kann und warum es so wichtig ist, dass wir berührt werden.

Im vorherigen Kapitel sprach ich über die essenziellen Grundbedürfnisse eines Körpers. Berührung ist ein sehr wichtiges essenzielles Grundbedürfnis. Der Mensch braucht Körperkontakt, um sich im vollen Umfang wahrnehmen zu können. Mithilfe von Berührung lassen sich intensive Emotionen abdämpfen, Stress reduzieren und Spannungen abbauen. Heilende Berührungen wie bei diversen Massagemethoden – Lomi Lomi, Tiefenbindegewebsmassage, Thai-Massage, Wellnessmassagen – oder Heilarbeit mit den Händen wie craniosakrale Therapie, osteopathische Behandlungen oder Atemtherapie sind mit das Beste, was du für deinen Körper tun kannst. Sie bieten Gelegenheit, ihm zu geben, was er braucht, und sich gleichzeitig bei ihm zu bedanken.

BERÜHRUNGEN FORMEN UND VERÄNDERN

Zuerst möchte ich einmal auf die Bezeichnung »berührt werden« eingehen. Als fühlende Individuen können wir von allem berührt werden, von schöner Poesie, Farben, Gesten oder dem Wetter. Wir werden von unendlich vielen Dingen berührt und dies zeigt, wie empathisch wir sind. Ein bewegendes Bild, ein schöner Spruch, eine zarte Blume am Wegesrand, eine harmonische Melodie – und in Sekundenschnelle sind wir angerührt.

SOFERN UNSERE HERZEN OFFEN SIND,
KANN UNS ALLES, VON FREUDE BIS LEID, BERÜHREN,
FORMEN UND GESTALTEN.

Unsere emotionale Körperlandschaft ist durchdrungen von all dem, was den Körper im Laufe seines Lebens berührt hat. In der Berührung offenbart sich die Intimität unserer Seele. Unsere Körper sehnen sich nach Formen der Berührung, in der sie gesehen, gefühlt, geliebt und geheilt werden können. Fühlen wir nichts mehr, sind wir verschlossen und haben eine Mauer der Abgrenzung um unsere Körperseele gelegt, dann sind wir nicht berührbar für die Lebensfülle der Welt. Für mich ist Apathie die große Gefahr für Leib und Seele, weil wir dadurch unseren Körper und seine Bedürfnisse nicht mehr wahrnehmen können. Für den Körper und das Seelenwachstum ist es wichtig, dass wir an der Umwelt teilnehmen.

Im Verb »berühren« steckt das Wort »rühren«, damit ist eigentlich schon alles gesagt, was hinter der kostbaren Medizin der Berührung steckt. Etwas rührt, bewegt, siebt und transportiert sich, was vorher vielleicht stagnierte. Bei einer Massage wird die Blutzirkulation angeregt und der Stoffwechsel des Körpers aktiviert. Folgendes Bild dazu: Wasser in einer Pfütze fault schneller, weil wenig Bewegung darin ist. Ein Bach, welcher gleichmäßig fließt, ist lebendig und sauber. Alle Gewässer, die fließen, sind in einem besseren Gleichgewicht als stagnierende Gewässer. Für den menschlichen Körper, der zu 70 Prozent aus Wasser besteht, hat jede Form der handfesten Berührung die Wirkung, wie es zum Beispiel der Wind auf die Wasser eines Sees hat. In ihm – dem See wie im Körper – kommt etwas in Bewegung, in Wallung, in den Fluss.

Von unseren Händen kann Wohlbefinden und Beruhigung ausgehen, diese Erfahrung ist heilsam für jeden Körper. Wir haben ein starkes Bedürfnis nach Geborgenheit, nach Zuneigung, nach Sicherheit, nach Nähe und nach Wärme. Wir unterscheiden uns nur sehr wenig, nämlich nur 1 Prozent von unseren nächsten Verwandten, den Bonobos. Wenn man diese Primaten beobachtet, sieht man bald, was sie am liebsten tun: Liebe machen oder den ganzen Tag lang Streicheleinheiten und Zärtlichkeiten austauschen. Bonobos sind übrigens äußerst friedliebende Artgenossen. Darin unterscheiden wir Menschen uns leider sehr von ihnen.

Helfende Berührungen

Das Handauflegen zählt wohl zu den ältesten Formen der Medizin, die es gibt. Durch Handauflegen wird seit Tausenden von Jahren manches Leid und mancher Schmerz gelindert. Intuitiv fassen wir uns an den Stellen am Körper an, an denen wir uns verletzt haben. Wir legen also selbst ganz oft die Hand auf, ohne uns etwas dabei zu denken. Wir berühren uns in der Absicht, den Schmerz zu vermindern. Viele Eltern werden bestätigen, dass bei Bauchweh eine zarte Massage des Oberbauchs das Kind beruhigen kann. Zärtlichkeit und Hautkontakt vermitteln nicht nur Kindern das Gefühl von Geborgenheit, Sicherheit und Liebe. Fehlen Berührungen in der Kindheit oder werden sie unangenehm aufgedrängt, kann dies für den Betroffenen Auswirkungen bis ins Erwachsenenalter haben.

Sanftes Berühren, Streicheln und Massieren lässt nachweislich die Herzfrequenz sinken, wodurch wir uns entspannen können. Im Gehirn wird die Produktion antidepressiver Botenstoffe wie Serotonin und Dopamin angeregt, was unsere Stimmung heben kann. Eine Studie der University of California in Los Angeles (UCLA) belegt, dass der Oxytocinspiegel durch eine Massage steigt – ein Hormon, das auch beim Stillen oder beim Sex ausgeschüttet wird und für mehr Ruhe und Vertrauen sorgt.

Im Wort »be*hand*eln« findest du auch unsere kostbaren Hände wieder. Wir haben beherzte Hände und jeder Körperkontakt, der von den Händen ausgeht, birgt jede Menge an Informationen und gibt wichtige diagnostische Hinweise. Ein einfacher Händedruck zum Beispiel kann Auskunft darüber geben, wie es um das seelische und körperliche Wohl bestellt ist.

Schwitzt er oder sie vor Aufregung?

Ist die Hand kraftlos und kalt?

Oder schüttelt jemand die Hand beherzt und voller Vitalität?

Berührungen sind nicht nur Streicheleinheiten für den Körper, sondern auch für die Seele, weil die Berührung hilft, im gegenwärtigen Moment anzukommen und Stress zu reduzieren.

Wobei es einen Unterschied gibt zwischen Anfassen und Berühren. Jemanden anzufassen ist leicht. Berühren wir hingegen einen anderen Menschen, ist das eine Kunst. Wir können viel über einen Menschen erfahren, wenn wir ihn berühren. Gleichzeitig erfahren wir auch vieles über uns selbst, wenn wir in einen bewussten Körperkontakt gehen. Berühren wir jemanden zum Beispiel durch Massagen, dann dient es nicht nur dem, der sie empfängt, sondern auch demjenigen, der sie gibt. Nähe wird erzeugt, fördert das Körperbewusstsein und lehrt die Hände, auf den Körper zu »hören«. Körperkontakt bietet eine Auszeit für den Verstand, der nach etwa 15 bis 20 Minuten Berührung langsam zur Ruhe kommen kann. Wenn wir bei der Berührung bewusst tief und sanft atmen, bekommen wir eine weitere Stütze, damit sich Stress reduzieren kann.

> JEDER KÖRPER BRAUCHT FÜR EIN GESUNDES WACHSTUM UND KÖRPERVERSTÄNDNIS DIE ZÄRTLICHKEIT ACHTSAMER BERÜHRUNG. OHNE ZUSPRUCH UND KÖRPERKONTAKT REIFEN WIR NICHT.

Es ist eine der wichtigsten Grunderfahrungen des Menschen, Körperkontakt zu erhalten. Wenn Kinder nicht berührt werden, verarmt die Kinderseele. Noch bevor wir hören oder riechen können, reagieren wir im Mutterleib auf Berührung, die von außen kommt.

Über Berührung können wir unseren Körper empfinden. Unsere Identität beginnt mit der Haut, unserem größten Organ. Dass Fühlen für uns überlebensnotwenig ist, merken wir allein auch daran, dass wir es nicht abstellen können. Das Organ Haut ist sozusagen immer auf »on« gestellt. Während wir Augen, Nase, Ohren und Mund zuhalten können, bleibt unserem Tastsinn keine andere Wahl, als ständig in Empfangsbereitschaft zu sein.

Jede Form von Berührung und Kontakt ist mit Verantwortung verbunden. Das sollten wir uns vergegenwärtigen, wenn wir einen anderen Menschen berühren. Liebevoll und weise mit uns selbst und mit anderen Menschen zu sein, ist eine Grundvoraussetzung für heilsame Berührungen.

Die Würde jedes Körpers

Zu mir kommen dünne, dicke, alte, junge Menschen zur Behandlung. Menschen mit unreiner Haut und welche mit so reiner Haut wie Porzellan. Ich liebe sie alle. Ich bin ein Menschenfreund, und für mich ist die Liebe zum Menschen ausschlaggebend dafür, dass ich meinen Beruf ausüben kann, ohne davon erschöpft zu sein. Alle, die zur Behandlung kommen, bringen ein gewisses Maß an Vertrauen mit. Erst wenn klar ist, dass ich sie berühren darf und soll, kann ich mit der Behandlung beginnen.

Egal, wie viele Körper ich schon behandelt habe, der Respekt vor der Körpergeschichte des Patienten, der vor mir liegt, bleibt. Ich selbst bin auch berührbar, wenn ich Menschen behandle, und manchmal vermischen sich Felder des professionellen Arbeitens und das zärtliche Gefühl, das sich mit der Zeit für alle mutigen Menschen aufbaut, die sich ihren Körpern zuwenden, trotz Schmerzen und Leid.

Hierzu meine Erfahrung mit Herrn Holunder. Ich traf ihn das erste Mal vor zehn Jahren. Zu der Zeit machte ich noch Hausbesuche und war mit meiner Massageliege mobil unterwegs. Während ich in den Häusern von Multimillionären oftmals nicht einmal ein Glas Wasser angeboten bekam, war das Erste, was Herr Holunder immer zu mir sagte, wenn er die Tür öffnete: »Bevor Sie an mich Hand anlegen, müssen Sie ein Glas Tee trinken und Gebäck essen.« Das Gebäck war selbst gebacken. Damals war Herr Holunder 79 Jahre alt, ein kluger, ein belesener Mann, ein wahrlich wandelndes Lexikon. Mit niemandem liebe ich es mehr, über Gott und die Welt zu philosophieren. Daher war ich immer froh, wenn er auch nach der Behandlung fragte, ob ich noch ein Glas Tee wollte. So konnte ich ihn besser kennenlernen. Über Hamburg wusste er einfach alles, weil er geholfen hatte, die Stadt nach dem Krieg wiederaufzubauen. Vor fünf Jahren erhielt er die Diagnose Lungenkrebs. Ihn durch diesen Prozess gehend zu erleben, war eines der größten Geschenke des Lebens an mich. Sein Umgang mit dieser Krankheit war unfassbar. Überhaupt war sein Umgang mit dem Älterwerden vorbildlich. Er lebte sein Leben weiter, so gut es ging. Das Essen schmeckte ihm und er konnte noch alles tun, was er wollte. Die Krebszellen vermehrten sich sehr langsam. Bei der letzten Behandlung meinte er: »Frau Tala, meine Füße tun mir so weh.« Ich blickte auf pergamentartig durchsichtige, rote Haut, fast offene Fußsohlen. Ich wusste, es war das letzte Mal, dass ich diesen Mann und seine Körpergeschichte berühren würde. Er konnte kaum noch einen Schritt gehen. Als ich seine Füße in meinen Händen hielt, fühlte ich, welche Schmerzen er litt und wie dünn seine Lebenskraft geworden war. Würde ist, wenn wir den anderen respektieren. Mir war es eine Ehre, ihn so viele Jahre behandeln zu dürfen. Unser letztes Gespräch am Telefon verlief so: »Die Luft ist sehr dünn geworden«, sagte er. Ich konnte nicht anders, ich musste ihm sagen, dass ich ihn durch die Jahre lieb gewonnen hatte und er wirklich einer

meiner lebenden Helden war. Er meinte daraufhin: »Frau Tala, das beruht ganz auf Gegenseitigkeit.«
Er ist im Kreis seiner Familie gestorben, und er ist so gegangen, wie er gelebt hat – friedlich!

Erst durch das Berühren habe ich begriffen, welche emotionale Vielfalt uns ausmacht, wie verletzlich unser Körper ist und gleichzeitig ein Meister der Anpassungsfähigkeit. Es fasziniert mich unglaublich, was ein Körper an Schmerzen, Trauer, Angst, Wut und Freude erleben kann. Was er aushält an Vergiftung und Entfremdung von der natürlichen Lebensweise. Mir ist es ein Rätsel, wie man Menschen auf dem Weg der Gesundung begleiten kann – ohne die Kunst des wachsamen und achtsamen Körperkontakts. Der unmittelbare Körperkontakt ist eine so wichtige Stütze der Kommunikation.

Erkenntnis durch Berührung

Erst durch Berührung erfahre ich, wie es um das Wohlbefinden des Menschen *wirklich* bestellt ist. Kein Körper reagiert gleich auf Berührung. Manche Menschen mögen keinen Körperkontakt. Sie fühlen sich unwohl, wenn sie berührt werden. Auch das ist ein Ausdruck ihrer Körpergeschichte. Welche Streicheleinheiten von wem als angenehm empfunden werden oder wann eine zärtliche Berührung gar ein Ekelgefühl hervorruft, ist abhängig von den Erfahrungen, die wir gemacht haben und in welcher innerlichen Verfassung wir sind. Sandra mag es nicht, am Bauch angefasst zu werden. Ihr Freund hingegen liebt es, wenn man ihn dort streichelt. Wir sind unterschiedlich! Dies gilt es zu achten. Wir haben zu respektieren, wenn Menschen durch Körperkontakt überfordert sind oder ihn schlicht ablehnen.
Im Körperkontakt mit dem Gegenüber erfahren wir viel mehr über unsere körperliche Verfassung, als wir im Verlauf des Alltags spüren können. Einer der häufigsten Sätze in meiner Praxis lautet: »Ich wusste ja gar nicht, wie verspannt ich bin.« Erst mit dem Berühren der Muskeln und der Einladung zur Entspannung wird dir bewusst, wie sehr du den Muskel angespannt hast, wie flach du atmest oder wie erschöpft du bist.

Indem ich deine Haut anfasse, kann ich dir sagen, wie sich dein Trink- und Essverhalten auf deinen Körper auswirkt. Ist das Muskelgewebe weich, verklebt, vertrocknet, überspannt oder übersäuert? Sind die Faszien schmerzhaft oder ist genügend Muskulatur vorhanden für die Stabilität der Gelenke und Knochen? Erst in der Berührung wird klar, ob ein Muskel viel mehr Bewegung oder schlicht Dehnung braucht.

Berührung weckt Körpererinnerungen

Unsere Körper sind Zyklen ausgesetzt. Viele Frauen kennen es, dass vor der Menstruation eine Gewichtszunahme als Folge von vermehrten Wassereinlagerungen im Gewebe stattfindet und sich dadurch das Gewebe weicher anfühlt. Das alles lässt sich nur erfahren, wenn wir den Körper anfassen. Ich habe schon Sportler erlebt, die zwar eine hervorragende Gesundheit, Kondition und Beweglichkeit hatten, aber in ihrem eigenen Körper nicht richtig zu Hause waren.

> ENTSPANNUNG UND LOCKERUNG DER MUSKULATUR,
> EIN ENTSPANNTER KIEFER, WEICHE HÜFTEN, DEHNBARE
> BEWEGUNG, EIN BEWEGLICHER GEIST MÜSSEN IMMER
> WIEDER AUFS NEUE GEÜBT WERDEN, SELBST WENN WIR
> KEINE BESCHWERDEN HABEN.

Sich in seinem Körper zu Hause zu fühlen, bedeutet, sich frei zu machen von den vielen Schutzschilden, die wir gerne als Panzerungen mit uns tragen. Wenn du in deinem Körper zu Hause bist, dann strahlst du Wohligkeit, Wärme und Lebensfreude aus und bist vital genug, um für deine Bedürfnisse einzustehen. Wenn es um Körperkontakt geht, dann ist keine Begegnung selbstverständlich, da bei jeder Form von direktem Hautkontakt vergessene Gefühle oder Empfindungen wieder hochkommen können.

Ein befreundeter Physiotherapeut erzählte mir, wie ein erwachsener Mann neulich weinend in seinen Armen lag, weil er ihn an seiner Frozen Shoulder (schmerzhafte Schultersteife) behandelte. Der Mann wurde als Kind von seinem Vater, wenn dieser wütend war, an den Armen gezerrt und gerüttelt. Von einem Mann – dem Physiotherapeuten – an dieser schmerzenden Schulter berührt zu werden, löste – scheinbar unbewusst – die Bilder und mit ihnen die Emotionen der Vergangenheit wieder aus. Sei es ein Masseur, eine Pflegekraft oder auch eine Kosmetikerin, und natürlich können alle in sozialen Berufen Arbeitenden bestätigen: Der unmittelbare Körperkontakt zu den Patientinnen oder Klientinnen kann Gefühle freisetzen, die lange unterdrückt worden sind. Alle diese Menschen würden Bände voller Geschichten füllen können, wenn man sie nach der Heilkraft der Berührung fragte.

Freude und Lust können bei Berührung entstehen. Nicht selten erlebe ich aufsteigende Trauer, verkapselte Wut, tief sitzende Ängste und Kummer oder schwere seelische Traumata, die sich melden, wenn der Körper eigentlich nur zur Entspannung angeregt wird. Dauerhaft verhärtete Muskulatur kann ein Anzeichen dafür sein, dass im Nacken oder Rücken Emotionen weggepackt wurden, die der Betroffene nicht zeigen wollte oder durfte.

Frau Blüte kam zu mir zur Behandlung, da sie starke Verspannungen im Nackenbereich fühlte. Vom Typ her war sie sportlich, eine junge Frau, 30 Jahre alt, sie lebte sehr gesundheitsbewusst. Rein körperlich gab es keinen besonderen Grund, der solch einen verhärteten Muskeltonus rechtfertigte. Ich stellte Fragen zur ihrer aktuellen Lebenssituation: Wie sieht dein Alltag gerade aus? Was beschäftigt deine Gedanken? Wie geht es dir gerade jetzt, wie vor einer Woche? Aufgrund der Antworten wurde ihr selbst klar, dass sie vor einer schweren Entscheidung stand. Sie plante, mit ihrem Lebenspartner ein Haus zu kaufen und die Konfrontation mit der finanziellen Last, die mit diesem Kauf einhergehen würde, lag ihr sprichwörtlich schwer auf den Schultern. Selbst wenn die Auseinandersetzung mit den Beschwerden oder Symptomen manchmal als lästig empfunden wird, führt sie letztlich zu mehr Akzeptanz, da die Beschwerden auf diese Weise in einen Zusammenhang mit der eigenen Lebensgeschichte und der aktuellen Lebenslage gebracht werden können. Häufig erlebe ich es, dass das Annehmen und die Bewusstwerdung der Situation Schlüssel zur Entspannung sind. Solange wir nicht wissen, warum wir verspannt oder angespannt sind, können wir nichts daran verändern. Darum sollten wir uns die Zeit nehmen, auf das Körperflüstern zu hören. Für Frau Blüte war es eine Stütze, dass sie ihre Sorgen benen-

nen konnte, und sie verstand, warum sie Schmerzen in der Muskulatur verspürte. Es war wichtig für sie, ihre Gedanken und Sorgen um die Finanzen in
einen realen Bezug zur aktuellen Lebenssituation zu stellen. Als junge Frau
war sie finanziell sehr gut aufgestellt, sie brauchte eine fürsorgliche, »mütterli-
che« Stimme, die ihr Mut und Vertrauen zusprach, diesen Schritt zu gehen.
Das habe ich getan.

Sie stammte aus eher einfachen Verhältnissen und sagte von sich, sie habe
sehr hart daran gearbeitet, erfolgreich und finanziell unabhängig zu sein, darum führte jeder Gedanke an »Armut« oder »Abhängigkeit« sie so sehr in
die Anspannung, dass sie sogar anfing, ihr Essen zu rationieren – aus Sorge,
es könnte morgen vielleicht nichts zu essen geben. Wenn die Sorgen der Vergangenheit so präsent sind, dann ist es wichtig, den Körper wieder ganz in
das Bewusstsein des JETZT zu holen und ihn zu erinnern, wer man jetzt ist
und auf welche positiven Erfahrungen man zurückgreifen kann.

Frau Blüte daran zu erinnern, dass sie jetzt an einem anderem Lebenspunkt
steht als früher, hat ihr geholfen, sich selbst wieder zu vertrauen.

So einfach es erscheinen mag, aber der Volksmund und alte Redewen-
dungen haben so manches Mal recht, wenn es darum geht, den Körper
und seine Beschwerden in einen Zusammenhang zu setzen. Insbesondere bei Rückenbeschwerden ist es hilfreich, sich zu fragen:

- Trage ich gerade eine schwere Last/eine Bürde/eine Verantwortung auf
  meinen Schultern?
- Wie kann ich eine Last von den Schultern nehmen?
- Wie kann ich eine Last auf mehrere Schultern verteilen und lernen,
  Verantwortung abzugeben?
- Kann ich jemandem die kalte Schulter zeigen und mich dadurch
  abgrenzen?

Weiter stelle ich gerne folgende Fragen:

- Besitzt du Rückgrat? Woher kommen dein Mut und dein Durchhalte-
  vermögen?
- Oder mangelt es dir an Rückgrat? Wenn ja, wo genau am Körper?

- Ist dir jemand in den Rücken gefallen? Und wenn ja, was hat diese Erfahrung emotional mit dir gemacht?
- Hältst du jemandem den Rücken frei? Wie oft und wo?
- Buckelst du vor jemandem? Wenn ja, vor wem und warum?

In einem gesicherten und geschützten therapeutischen Rahmen zeigt sich meist sehr eindeutig, wieso unsere Lebenskraft an einigen Stellen hinkt und wir angespannt sind. Darum liebe ich es so sehr, Menschen zu berühren

In den ersten Jahren meiner Selbstständigkeit bot ich mobile Massagen und Körperarbeit für Privatpersonen oder Firmen an. Ziel dieser Behandlungen war in der Regel die Reduzierung von Stress am Arbeitsplatz und Gesundheitsprävention für das gesamte Bewegungssystem. Mein Therapieangebot sollte eine »einfache« Wohlfühlbehandlung sein. Doch »einfach« ist nicht immer einfach– und »sich wohlfühlen können« will gelernt sein.

Frau Gänseblümchen war 24, als sie zum ersten Mal zur Massagebehandlung kam. Eine gesunde, lustige und aufgeweckte junge Frau. Sehr auffällig an ihr war jedoch, dass sie sich während der Behandlung nicht entspannen konnte. Ständig bewegte sie ihre Hände oder Füße. Es war zu spüren, dass die Berührung sie mehr überforderte als entspannte. Da ihr Arbeitgeber die Behandlungen für seine Mitarbeiter bezahlte, wollte sie das Angebot dennoch nutzen. Muskelgewebe kann sich jedoch während einer Behandlung weiter verfestigen, wenn die Berührung als unangenehm empfunden wird. Wenn ich das spüre, hilft es, in den direkten verbalen Austausch zu gehen. Ich fragte: »Was löst meine Berührung bei dir aus?« Sie: »Ehrlich gesagt fühle ich mich unwohl. Ja, ich schäme mich regelrecht.«
Im weiteren Gespräch stellte sich heraus, dass Berührungen bei ihr schon immer Schamgefühle ausgelöst haben. Das sei auch einer der Gründe, sagte sie, wieso es ihr schwerfalle, intim in einer Beziehung zu sein. Allein diese Aussprache half ihr schon, sich zu entspannen. Ich fragte sie weiter, woher dieses Selbstbild kommt.

SELBSTLIEBE – DIE WICHTIGSTE BASIS

Der Mangel an Selbstliebe und Selbstachtung ist ein zentrales, ich würde sogar so weit gehen zu sagen: das wichtigste Thema überhaupt in meiner praktischen Arbeit – meiner Arbeit mit Menschen. Früher ging ich davon aus, dass eher Frauen als Männer von diesem Mangel davon betroffen seien, aber mittlerweile erlebe ich auch viele junge oder ältere Männer, die sich in ihrer Haut nicht wohlfühlen und die sich mit Selbstzweifeln plagen.

Vielen kommt es bisweilen befremdlich vor, sich selbst zu lieben. Doch sich selbst zu lieben hilft uns, ein gesundes und zufriedenes Leben zu erlangen. Du bist liebenswert. Nur weil einige Menschen nicht präsent waren, um dir die nötige Liebe zu geben, die du gebraucht hättest, oder weil Beziehungen gescheitert sind oder sich dein Körper völlig geschwächt anfühlt, heißt es nicht, dass du nicht liebenswert bist. Du hast es im vollen Umfang verdient, geliebt zu werden.

OFT WIRKEN NEGATIVE GLAUBENSSÄTZE AUS DER KINDHEIT NOCH BIS INS HOHE ERWACHSENENALTER. DAS GEFÜHL, NICHT SCHÖN, FALSCH, WERTLOS ODER MIT EINEM MAKEL BEHAFTET ZU SEIN, FORMT UNSER KÖRPERVERSTÄNDNIS.

Wenn es dir ähnlich geht, wenn du dieses Gefühl kennst, dann möchte ich dir die folgenden Übungen für mehr Selbstliebe und -akzeptanz ans Herz legen.

Übung 10
Kompliment aussprechen
Dauer: 20 Sekunden
Ort: wann immer du dich im Spiegel anschaust

Bitte denk bei jedem Blick in den Spiegel einen Monat lang: »Ich liebe mich.« Was magst du am meisten an dir selbst? Bitte beobachte, was mit dir passiert. Völlig gleichgültig, welchen Stimmungen des Tages du ausgesetzt bist, wiederhole bei jedem Blick in den Spiegel diesen Satz: »Ich liebe mich.« Du kannst den Satz auch erweitern: »Ich liebe mich, weil…« Zum Bespiel: »…weil ich ein ehrlicher Mensch bin« oder »…weil ich hilfsbereit bin«, »…weil ich Humor habe« oder »…weil ich kleine Füße habe«, »…weil ich immer mein Wort halte« oder »…weil ich mich schön finde«. Wenn dich die Aussage »Ich liebe mich« überfordert, dann probiere es mit dem Satz »Ich mag an mir selbst, dass…« Zum Beispiel: »…ich gut zuhören kann«, »…ich gut kochen kann« oder »…ich gelenkig bin«.

Diese Übung bestärkt deine Selbstachtung und schützt vor negativen Bewertungen. Selbst wenn wir es innerlich nicht immer glauben, dass wir uns und unseren Körper wertschätzen, es wird ein Moment kommen, in dem du im Blick im Spiegel genau das fühlen wirst, was du aussprichst, nämlich dass du sehr liebenswert bist und dich selbst liebst.

Eine Variante dieser Übung kann so aussehen:

Wann immer du schlecht über dich denkst oder sprichst (»Ich bin zu dick«, »Ich kann das nicht«, »Mein Körper ist schwach«, »Ich bin hypersensibel«…), mach dir bewusst, dass solche Sätze keine gute Stütze für mehr Selbstachtung sind. Überleg dir stattdessen, warum du großartig bist, so, wie du bist! Sag dir selbst: »Ich finde es super, wie ich dieses oder jenes mache.« Egal, wie kitschig es sich anhören mag, wiederhole öfter eine Wertschätzung dir gegenüber und du wirst sehen, dass es Früchte trägt.

Du bist schön, du bist einzigartig, du bist genau so richtig, wie du bist!

Übung 11
365 Tage Dankbarkeit
Ort: dein Bett
Dauer: 1 Minute
Hilfsmittel: kleines Buch und Stift

Besorge dir ein schönes, kleines, leeres Buch. Es wird dein ganz persönliches Dankbarkeitstagebuch für den Körper. Schreib vor dem Zubettgehen einen Satz auf, wofür du deinem Körper dankbar bist.
Beispiele:

1.05.2019: Ich bin meinem Körper dafür dankbar, dass ich in den Mai getanzt habe.
16.05.2019: Ich bin dankbar, dass meine Augen jetzt müde sind.
17.05.2019: Mein Körper sagt Danke für das leckere Bärlauchpesto heute.

Ich bin mir sicher: Ein einziger Satz genügt völlig, um sich mit einem guten Gefühl schlafen zu legen. Weil wir dem Körper nach einem vollen Tag noch einmal eine kleine Beachtung schenken. Du kannst den Satz auch laut aussprechen, damit dein Körper ihn wirklich hört.

Und eine letzte, eine schöne und lustige Übung, um dich in der Wertschätzung für dich selbst zu »trainieren«: Höre Liebeslieder so, als ob sie *nur für dich* geschrieben seien. Wie zum Beispiel der Song »Ein Kompliment« von Sportfreuden Stiller:

Wenn man so will
Bist du das Ziel einer langen Reise
Die Perfektion der besten Art und Weise
In stillen Momenten leise

Die Schaumkrone der Woge der Begeisterung
Bergauf, mein Antrieb und Schwung

Ich wollte dir nur mal eben sagen
Dass du das Größte für mich bist
Und sichergehen, ob du denn dasselbe für mich fühlst
Für mich fühlst

(...)

Höre solche Texte so, als ob sie nur *deiner* Person gelten würden und deinem Körper. Für den Körper ist es der schönste Liebesbeweis, wenn er wahrgenommen und/oder berührt wird.

Jede Berührung ist eine Einladung, seine Sinne achtsam zu nutzen. Mein Tastsinn verrät mir, wie es um das Gemüt eines Menschen bestellt ist, dafür brauche ich meine Ohren nicht. Schließe ich meine Augen, nehme ich meine Umgebung anders wahr. Nicht nur mit meinen Händen kann ich jede Unebenheit ertasten, sondern mit meinem gesamten Körper. Es ist ein Trugschluss zu denken, wir könnten nur mit unseren Händen sensibel sein. Unsere Füße sind es auch, und eigentlich bin ich überzeugt davon, dass jedes Körperteil mit etwas Übung so feinfühlig wahrnehmen kann wie unsere Hände.

DER KÖRPER LÜGT NICHT. ER HAT ES AUCH GAR NICHT
NÖTIG, DENN ER IST DER SPIEGEL DEINES LEBENS.
ER SCHÄMT SICH NICHT FÜR DICH, ER DIENT DIR.

Unser Verstand kann uns täuschen und alle möglichen Fassaden und Masken zwischen die Wahrnehmungen stellen. Berühre ich einen Körper, dann gibt er Auskunft darüber, wie sein Leben beschaffen ist, ob sein Seelenlicht funkelt oder ob der Mensch vor mir die Fähigkeit hat, sich nur mittels seiner Atmung zu entspannen.

Mir fällt es leicht, das Körperflüstern der Menschen zu fühlen, da meine Hände geübt sind. Viele Körpertherapeuten werden dir viel über die Wahrhaftigkeit des Körpers erzählen können, wenn du sie fragst.

Berührungserinnerung als Zeitbrücke

Im Körper speichern wir alles, was wir an Lebensgeschichte erfahren haben. Wie bereits erwähnt, rührt Berührung an Erinnerung, an frühere Berührungen, da unsere Körperzellen alle Erfahrungen gespeichert haben. Vielleicht kennst du das: Du liest einen alten Eintrag in deinem Tagebuch, und du fühlst dich unmittelbar in die damalige Situation hineinversetzt, als sei es gestern gewesen. Oder du schaust auf ein Foto und weißt noch ganz genau, wie das Wetter an dem Tag war, als das Bild entstand, wie es an dem Ort gerochen hat, wie sich deine Lust, dein Kummer oder Langeweile angefühlt hat. Manche Erinnerung ist so präsent, als gäbe es keinen Zeitunterschied zwischen der Vergangenheit und der Gegenwart. Das rührt daher, dass Bilder, Worte und körperliche Empfindungen in unserem Unterbewusstsein gespeichert und dadurch reaktiviert werden, wenn auch nur das Entfernteste an die ursprünglichen Erfahrungen erinnert. Wenn traumatische Erinnerungen wie Missbrauch oder Gewalterfahrungen im Körper gespeichert sind, dann kann eine unangemessene Berührung wie eine Rückspultaste funktionieren. Je nach Schwere des Traumas kann der Körper dann nicht mehr richtig differenzieren, in welchem Zeitgefüge er sich befindet. Darum ist ein wichtiger Teil der Körperarbeit, die Patienten immer mit der vollen Aufmerksamkeit in die Gegenwart zu bringen. Menschen, die traumatisiert sind, finden am leichtesten ins Hier und Jetzt durch das Sich-Orientieren im Raum. Orientieren ermöglicht ein Bezogen-Sein im Hier und Jetzt, eine hilfreiche Stütze der Selbstregulation.

Das *Jetzt* ist anders als früher. Dies gilt es sich immer und immer wieder zu vergegenwärtigen, wenn alte Geschichten aufkommen, die uns nicht glücklich stimmen. Ein einziger Duft kann eine ganze Flut an Erinnerungen wachrufen. Verbale Gewalt speichert unser Körper genauso ab wie körperliche Gewalt. Dabei dringt alles in den Körper ein, der

Schrei ebenso wie das heilsame Wort. In vielen psychiatrischen Störungen spiegeln sich negative körperliche Erfahrungen wider, wie körperliche Grenzübertretung, Schläge oder ein großer Mangel an positiver körperlicher Zuwendung – ein strenger Vater zum Bespiel, der *nie* umarmt hat, oder eine Mutter, die *zu viel* Körperkontakt forderte.

Fast immer löst Körperkontakt etwas in uns Menschen aus. In unserer kontaktarmen Gesellschaft sind die Sehnsucht und das natürliche Bedürfnis nach Berührung groß. Nicht selten kommt auf die Frage, was dir fehlt, die einfache Antwort: »Ich will einfach nur umarmt werden.« Dieses Bedürfnis nach Halt und Nähe ist durch alle gesellschaftlichen Schichten und Altersgruppen hindurch gleich groß. Manchmal verteile ich entsprechende Hausaufgaben in der Praxis.

Frau Beifuß waren Umarmungen fremd. Ihr Vater war früh verstorben und die Mutter mied es, sie zu umarmen. Als Erwachsene verspürte sie immer den Wunsch nach Umarmungen, traute sich aber nicht. Ihre Hausaufgabe von mir bestand darin, sich so oft wie möglich umarmen zu lassen. Zum Beispiel bei der Begrüßung von guten Freundinnen. Allerdings, und das ist wichtig, sollte die Umarmung länger als 20 Sekunden dauern, da der Körper erst dann anfängt, Endorphine – die sogenannten Glückshormone – auszuschütten. Nach einigen Anläufen wurde sie zur »Ich lass mich von der Welt umarmen«-Frau und ihre Freundinnen beschenkten sie gerne mit dieser zärtlichen Geste. Der positive Nebeneffekt dieser Übung für sie war, dass sich ihr Gewicht reduzierte, da sie nicht mehr so viel Hunger verspürte. Sie meinte, Umarmungen sättigten besser als Schokolade.

Heilsame Umarmungen

Eine Umarmung ist definitiv eines der kostbarsten Dinge, die wir einer anderen Person schenken können. Umarmungen vermitteln das Gefühl von Trost, Fürsorge, Liebe und Verständnis. Umarmungen sind Streicheleinheiten für das Immunsystem. Wenn du jemanden umarmst, erhöhst du die Produktion von Serotonin in deinem Gehirn, was dir leichter zu einer positive Einstellung und positiven Stimmung verhilft. Außerdem beginnt das Gehirn, mehr Serotonin und Endorphine in deine Blutgefäße freizusetzen; diese Hormone vermitteln uns Freude.

Umarmungen helfen auch, den Puls zu senken. In diesem Sinne: Rette die Zärtlichkeit und lass dich umarmen und umarme sooft du willst. Eine weitere vertiefte Umarmung geht mit der folgenden Übung einher.

Übung 12
Umarmung bis zur Entspannung
Dauer: 20 Minuten

Diese Übung braucht eine entspannte, ruhige und geschützte Atmosphäre. Du kannst sie mit deinem Partner beziehungsweise deiner Partnerin oder einer vertrauten Person ausführen. Es ist wichtig, dass nicht gesprochen wird. Legt eine Zeit von mindestens 15 bis 20 Minuten fest. Man kann sich nach der Übung gegenseitig austauschen. Inhalt und Zweck der Übung ist einfach, sich umarmen zu lassen, bis die Entspannung im eigenen Körper einsetzt. Findet eine Position, die für euch beide bequem ist und es ermöglicht, dass der gesamte Körper sich entspannen kann.

Übung 13
Rettet die Zärtlichkeit
Dauer: maximal 1 Stunde pro Person

Wir gehen so häufig mit unseren Freunden essen. Wieso sich nicht mal zu einer gegenseitigen Massagebehandlung einladen? Ich verabrede mich sehr gerne auf diese Weise, weil dadurch der freundschaftliche Kontakt auf eine andere Art bereichert wird.
Lade einen guten Freund oder eine gute Freundin zur gegenseitigen Massagebehandlung ein. Probier es einfach aus. Sorge für eine entspannte Atmosphäre. Besorge ein schönes Körperpflegeöl. Einfaches Olivenöl aus der Küche genügt im Übrigen völlig. Achte darauf, dass das Licht nicht zu grell und der Raum angenehm

warm ist. Sorge dafür, dass ihr ungestört seid. Tragt lockere und bequeme Kleidung. Nimm eine bequeme, neutrale Stellung für dich ein, während du massierst. Bleib entspannt, konzentriert und ruhig. Atmet zu Anfang mehrmals tief ein und aus. Verzichte darauf, Druckstellen oder schmerzende beziehungsweise sehr empfindliche Stellen zu massieren. Es geht um einen zärtlichen Austausch und nicht um die eine »Profi«-Technik. Vermeide es, den weichen Bereich der Augen oder den Kehlkopf und Halswirbelbereich zu massieren, wenn du dich unsicher fühlst.

Beschenkt euch gegenseitig mit dieser Form von Berührung.

AFFIRMATION

ICH UMARME DIE WELT, UND DIE WELT UMARMT MICH.
ICH WILL BERÜHRBAR BLEIBEN FÜR DIE LEBENSFÜLLE,
DIE MICH UMGIBT.

Kleine Körperkunde

Der stärkste Muskel am Körper ist der Kaumuskel (Musculus masseter).

Der größte Muskel ist der große Rückenmuskel (Musculus latissimus dorsi).

Der längste Muskel ist der Schneidermuskel (Muskulus sartorius). Er ist ein zweigelenkiger Muskel an der Vorderseite des Oberschenkels, der in beiden Gelenken (Hüfte und Knie) die gleiche Funktion erfüllt.

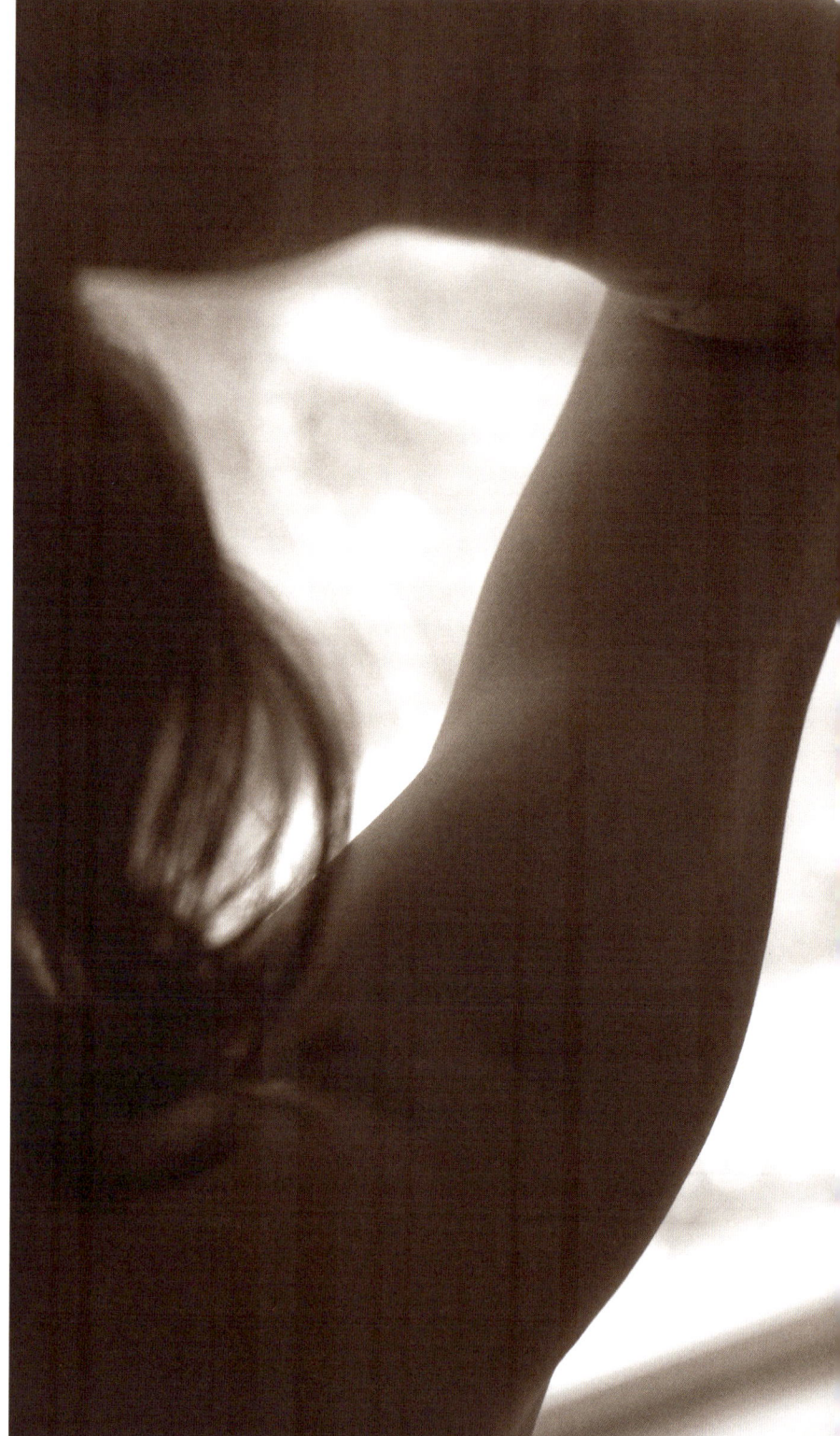

KAPITEL 4:
WICHTIGES WISSEN ÜBER DEINEN KÖRPER – ZU VERBUNDENHEIT, ERNÄHRUNG UND BEWEGUNG

———

Dein Herz schlägt für dich.

Auf den folgenden Seiten sage ich dir wahrscheinlich nichts, was du nicht bereits selbst weißt. Die nächsten Abschnitte sollen dich zum Fühlen, Philosophieren und Nachdenken anregen. Am besten, du liest mit offenem Herzen, vertraust auf dein Bauchgefühl und lässt deinen Verstand die richtigen Schlussfolgerungen ziehen. Das Wissen, das ich hier vermittle, spiegelt meine Erfahrungen aus der Praxis wider. Ich bin davon überzeugt, dass jeder Mensch ein Gefühl dafür besitzt, was ihm guttut und was nicht. Viele haben dieses Wissen vergessen, verlernt oder sind verunsichert, doch wenn man ernsthaftes Interesse an sich selbst hat, fühlt man intuitiv, was einen körperlich stärkt oder schwächt.

BESINNUNG AUF DAS SELBST

In diesem Kapitel gehe ich verstärkt auf die essenziellen Grundbedürfnisse unseres Körpers ein. Warum Berührung ein Grundbedürfnis ist, habe ich im vorherigen Kapitel erklärt. Jetzt gehe ich auf die Nahrung ein oder zum Beispiel darauf, warum unsere Gelenke »verhungern«, wenn wir uns nicht mehr bewegen. Ich werde zunächst auch auf die sozialen und kulturellen Prägungen eingehen, mit denen wir in unserer modernen, zivilisierten westlichen Welt unseren Körper formen und beanspruchen.

Die Weisheit der Natur in uns

Vorerst ist mir wichtig, dir meine Gedankenwelt ein wenig näherzubringen. Ich bin eine Frau, die man als eine verwundete Heilerin bezeichnen kann. Meine Kindheit war alles andere als behütet oder leicht. Ich durfte schon in sehr jungen Jahren Erfahrungen mit den Abgründen der menschlichen Seele machen. Ich bin im sozialen Randgebiet aufgewachsen. Gewalt, Drogen und Grenzüberschreitung prägten meine Kinderjahre bis in die Pubertät hinein. Die Natur war zum Glück mein Lebensanker. Sie formte meine Gedanken, lehrte mich, in Kreisläufen zu denken, schenkte mir Lebensmut und Kraft. Ich habe durch die intensive Auseinandersetzung mit den Jahreszeiten sehr viel über Rhythmus und Entschleunigung gelernt. Wenn wir die Natur in Ruhe lassen, sie weder manipulieren noch formen oder ändern wollen, dann erholt sie sich erstaunlich schnell. Die Erde heilt sich selbst und kommt ins Gleichgewicht, wenn sie Zeit zur Regeneration hat. So ähnlich funktioniert auch unserer Körper – in unserem Leib schlummert jede Menge Selbstheilungskraft. Da wir Teil der Natur sind, sind wir an die Intelligenz dieser Kraft angeschlossen. Ein Mensch kann mit einer seelenarmen, vertrockneten Wüstenlandschaft sehr vertraut sein oder lange, kalte, bittere Winter ertragen haben, trotzdem genügen wenige Tropfen Wasser oder warmes Sonnenlicht, und wir fühlen uns wieder lebendig. Zärtlichkeit, Geborgenheit und Empathie beleben jeden noch so sehr verletzten Körper und jede erschütterte Seele, davon bin ich überzeugt. Unser Leib braucht Zuversicht und Entspannung, damit er sich öffnen kann.

AUS DER ENTSPANNUNG KOMMT DIE MEDIZIN FÜR DEINEN KÖRPER UND NICHT AUS ANSPANNUNG. DARAN GILT ES IMMER WIEDER ZU ERINNERN, UND ES KANN NICHT OFT GENUG BETONT WERDEN.

Resignation, Qual und Körperschmerzen können uns erfinderisch machen und vielleicht unser Überleben sichern, über die Kraft, uns zu heilen, verfügen sie jedoch nicht. Aus diesem Grund sind Entspannung, Erholung und Regeneration so kostbar.

Bewusst Entspannung suchen

Eine der Hauptursachen für unser Unwohlsein kommt daher, dass der Körper und der Verstand ständig überreizt sind.
Zu Beginn meiner Workshops lasse ich die Teilnehmerinnen manchmal einfach quer und durcheinander durch den Raum gehen. Ich lasse sie in verschiedenen Geschwindigkeiten gehen. Das gemütliche Schlendern wird einheitlich von allen als entspannend empfunden. Jeder beschleunigte Gang ist schon unangenehm und wird mit Stress assoziiert. Bei vielen lässt das gleichmäßige Atmen nach und sofort verändert sich die Stimmung im Raum. Mich erinnert diese Szene an das Warten an einer Haltestelle. Hier lässt es sich gut beobachten, welcher Mensch wirklich

mit sich verbunden ist und darum ganz präsent sein kann, und wer so gar nicht im »Jetzt« ist, sondern seine Omni-Verfügbarkeit durch das Smartphone pflegt. Auf so vielen Asphaltwegen begegnen wir Entkörperung, sehen Menschen nebeneinander, deren Blicke sich meiden, und fühlen die Hektik der Städte. Weil diese Umstände uns so selbstverständlich sind, meinen wir fälschlicherweise, sie seien natürlich.

Wir stumpfen ab und nehmen Entkörperung und Kontaktlosigkeit als gegeben hin. Jeder Körper jedoch braucht Abstand von Beschleunigung, Erholung vom Alltagschaos, von intensiven Lebensdramen oder von der Berieselung durch digitale Medien.
Wenn wir uns keine Pausen und keinen Abstand einräumen, verbraucht sich unsere Lebenskraft schneller, und Krankheiten haben einen schnelleren und leichteren Weg, sich zu manifestieren. Darum ist es wichtig, die Pfade der Routine zu verlassen, wenn diese uns mehr Energie raubt, als sie uns gibt. Unser Blick auf die Welt trübt sich sonst ein. Zu viel Stress zermürbt, schwächt die Abwehr und kostet Kraft.
Meine Lebensüberzeugung ist, dass durch alle Verletzungen und Konflikte hindurch wir Menschen die Fähigkeiten haben, Heilung zu erfahren. Was allerdings Heilung für jeden Einzelnen bedeutet, ist so vielfältig wie die Pflanzenwelt, die uns umgibt.
Der amerikanische Traumatherapeut Peter A. Levine sagt über Heilung: »Heilungsprozessen kann man sich nur öffnen, man kann sie beobachten und bestätigen. Es ist jedoch nicht möglich, sie zu beurteilen, zu manipulieren, zu beschleunigen oder zu verändern. Wenn sie die Zeit und die Aufmerksamkeit erhalten, die sie benötigen, sind sie in der Lage, ihren Heilungsauftrag zu erfüllen.«

Ein Weg mit vielen Schritten

Es braucht Mut, sich auf den Weg zu machen, und vor allem braucht es die Bereitschaft, sich in der eigenen Verletzlichkeit zu zeigen. Der Weg zur Gesundung ist ein langer Weg, der immer wieder Aufmerksamkeit verlangt. Sich seinem Körper zuzuwenden, kann manchmal ein Fass voller Emotionen öffnen. Die Kunst besteht darin, den Inhalt dieses Fasses nicht in einem Zug hinunterzuschlucken, um anschlie-

ßend Magenschmerzen zu bekommen – die dann wieder sehr gut ablenken können, nämlich vom Verarbeiten der Emotionen –, sondern
Schluck für Schluck die Eindrücke zu verdauen. Emotionen und Eindrücke möchten vom Körper genauso aufgenommen, verarbeitet und
sortiert werden wie Nahrungsmittel. Wir sollten einen gesunden Umgang mit ihnen pflegen. Emotionen können wichtige Lehrmeister für die
eigene Lebendigkeit sein. Wir brauchen Interesse an und Geduld mit
uns selbst. Mit einer Zielsetzung ist es leider nicht getan; wir müssen
uns auf den Weg machen, uns mit uns selbst zu beschäftigen, und diesen
Weg in Etappen einteilen. Der Heilauftrag, der mit jeder Beschwerde
und jedem Schmerz einhergeht, fordert uns Courage ab: Wir sollten es
für den Moment wertschätzen, dass Emotionen uns tief berühren und
bewegen.

Die Kunst ist, dass wir die Niedergeschlagenheit, die Wehmut, die Verzweiflung für den kurzen Moment des Fühlens aushalten und nicht
verändern. Einfach sein lassen. Innehalten, das Bekümmert-Sein fühlen dürfen. Es weder kleiner noch größer machen. Jegliche Interpretation vermeiden, es weder abspalten noch gleich verbessern wollen. Unser
Körper fordert Aufmerksamkeit, weil er anerkannt werden will. Er will,
dass du dich selbst erkennst. Nimm dich an mit allem, was dich formt
oder berührt. Je bewusster wir uns machen, welche Emotionen und Ereignisse uns geformt haben, umso mehr Kraft haben wir, um auf Ungleichgewichte im Körper zu reagieren. Wir werden dadurch weise und
weniger krank.

WIR NEIGEN LEIDER SEHR SCHNELL DAZU, EINEN
ERSTREBENSWERTEREN, SCHEINBAR BESSEREN ZUSTAND
HERBEIZUWÜNSCHEN, ANSTATT IM GEGEBENEN MOMENT
VOLL UND GANZ PRÄSENT ZU SEIN.

VERLETZLICHKEIT UND HEILUNG

Auf Emotionen werde ich im nächsten Kapitel noch intensiver eingehen. Wenn wir unser Körperflüstern im vollen Umfang verstehen wollen, kommen wir ums Fühlen nicht herum. Jetzt möchte ich noch ein wenig tiefer auf meine persönliche Wahrnehmung von Verletzlichkeit und Heilung eingehen.

Man könnte die Welt aus diesem Blickwinkel betrachten: Viele Menschen sind verletzt – durch Trauma, Krieg, Hunger, Gewalt, Missbrauch, Aggression, Drogenkonsum, Apathie, Hass und Umweltzerstörung. Eine Welt voller verletzter Kinderseelen. Eine Erde verletzt durch den rücksichtslosen Eingriff von Menschen. Verletzte Tiere und Pflanzen. Verletzte Frauen und Männer, manchmal wurzellos, umherirrend und erschöpft. Frauen und Männer, deren höchste Ethik der Besitz von Gütern ist …

Schon beim Lesen dieser wenigen Zeilen macht sich die Trauer und Schwere breit, die viele Menschen umgibt. Doch die Welt nur aus dieser Perspektive zu beobachten, schränkt den Blickwinkel ein. Diese Denkweise würde der Schönheit, die uns täglich umgibt, nicht gerecht werden; dazu ist das Leben auf der Erde mit all seinen Bewohnern zu vielfältig und komplex.

Jede noch so unglückliche Kindheit kann ein guter Nährboden sein, um die Empathie zu stärken. Ich kenne viele Menschen, bei denen dies der Fall ist. Bei mir persönlich war es auch so. Meine Kindheit war geprägt von Schrecken und Leid, das hat mich geformt und ich lerne immer noch, welche Auswirkungen diese Erfahrungen haben können. Einige meiner Wurzeln sind zwar verletzt, aber mein Stamm ist robust und stabil. Meine Verletzungen haben mich liebend gemacht. Insbesondere machen sie mich liebend für andere gebrochene Menschen, Tiere und Pflanzen und für unsere kostbare Erde. Egal, mit welcher Lebensgeschichte ein Mensch zu mir in die Praxis kommt, es erschreckt mich einfach nicht. Manche Körper sind wahrhaft gebeutelt von vielen negativen Eindrücken.

Herr Kiefer zum Beispiel war im Krieg als Soldat. Er hat Menschen getötet und er hasste sich dafür. Er leidet an seinem Kriegstrauma. Seinen Körper zu berühren, fühlte sich an, als ob ich mich einem bissigen Hund näherte. Geplagt von Zweifeln und Abwertungen, durchdrungen von Angst. Trotzdem schauten mich warme Augen an, die sich nach innerem Frieden sehnten. Während der Behandlungen hatte ich immer das Gefühl, er warte nur darauf, dass ich ihn für seine Taten verurteilte. Ich tat es nie und werde es auch nicht tun. Es dient niemandem, wenn man jemanden in die Kategorien »gut« und »schlecht« sortiert und bewertet. Enges Denken verhindert oder erschwert den Weg für Heilimpulse.

Herr Kiefer konnte sich unter meinen Händen entspannen, weil ich ihn nicht abwertete. Jede Verurteilung oder unachtsame Wertung kann eine weitere Verletzung der Seele und des Körpers bedeuten. Wie bereits erwähnt, unterscheidet unser Körper nicht zwischen emotionaler, verbaler Gewalt oder einer real zugefügten physischen Gewalttat. Beides fühlt sich für ihn gleich bedrohlich an.

Egal, wie viel »Mist« wir erfahren oder unseren Körpern tagtäglich zumuten, für jedes Verhalten gibt es meistens nachvollziehbare Gründe. Es dient niemandem, in Schwarz und Weiß zu denken. Eine ungesunde Lebensweise braucht manchmal Jahre, bis wir sie verändern. Selbstverständlich kann ein Mensch auch völlig gebrochen werden, wenn das seelische Trauma einfach zu groß ist.

Bitte verstehe mich nicht falsch, ich glaube an Heilung trotz Krankheit. Es gibt Krankheiten und insbesondere schwere seelische Traumata, die nicht heilbar sind! Völlig gleichgültig, welche Medizin wir schlucken oder psychologische Therapie oder Behandlungen wir erfahren haben. Herr Kiefer wird sein Leben lang an den Folgen des erlebten Krieges leiden, aber er ist nicht mehr kontinuierlich besetzt von der Schwere dieser Erfahrungen. Das ist schon sehr viel wert. Die Heilung bedeutet in dem Fall für mich, dass der Mensch anpassungsfähig ist und dass er differenzieren kann zwischen den Ereignissen aus der Vergangenheit und dem, was den gegenwärtigen Augenblick bestimmt. Meist geht von der Gegenwart keine Gefahr mehr aus. Aber der Körper reagiert auf eine aktuelle Situation wie auf eine ehemalige Gefahr, wenn ihn etwas daran erinnert.

Veränderungen brauchen Zeit

Wenn wir krank sind, neigen wir dazu, nach der absoluten Gesundheit zu streben. Dabei vergessen wir, dass Heilung und Versehrtheit sich nicht ausschließen. Manchmal bedingen sich Heilung und Leid sogar gegenseitig. Genauso wie Leben und Tod. Tag und Nacht. Während du diese Zeilen liest, erneuern sich deine Zellen von allein und gleichzeitig zerfallen Millionen anderer Zellen in deinem Körper.

Uns dürstet es nach Antworten, wenn unser Körper schwach ist. Wir neigen dazu, oberflächliche Fragen zu stellen, zum Beispiel: Wie werde ich etwas wieder los, um wieder funktionieren zu können? So häufig erlebe ich, dass Patienten sich mit denselben akuten Verspannungen immer wieder melden: der chronisch verspannte Nacken oder der dritte vertraute Hexenschuss im Jahr.

Selbstverständlich hilft eine Massage, um die Verspannung wieder loszuwerden, aber sie ist eine einfache Symptombehandlung und keine Heilung. Die Heilung würde die Fragen nach lang anhaltender Prävention miteinbeziehen.

Wie kann ich Entspannung erlernen?

Welche Form von Bewegung stärkt meinen Körper?

Wie fühlt sich mein Körper beim Schlafen wohl?

> FÜR EINE ERNST GEMEINTE VERÄNDERUNG BRAUCHEN WIR
> DISZIPLIN, GEDULD, ZEIT UND HINGABE AN DEN PROZESS.
> DENN DAS WICHTIGSTE, WAS WIR ÜBER DEN KÖRPER
> WISSEN SOLLTEN, IST: ER LERNT NUR SEHR LANGSAM,
> WENN ES UM DIE ÄNDERUNG SEINES VERHALTENS GEHT.

Hast du deine Persönlichkeit mit all deinen Eigenschaften, Werten und Vorlieben in den vergangenen fünf Jahren verändert?

Bist du ein anderer Typ geworden, wenn es um das Thema gesunde Lebensweise geht?

Hast du konsequent dein Leben auf den Kopf gestellt und dienst mit deinem Verhalten deinem Körper?

Die meisten Leserinnen und Leser werden diese Frage vermutlich mit »Nein« beantworten. Soviel Wissen wir uns auch aneignen, es braucht

Zeit und vor allem manifeste positive Erfahrungen, um seine Gewohnheiten zu verändern. Das fordert fortwährenden Einsatz.

Übung 14

Gewohnheiten durchbrechen

Dein Körper muss manchmal wieder wachgerüttelt werden, wenn zu viele routinierte Abläufe ihn prägen. Diese Übung dient dazu, den Körper mit anderen Abläufen bekannt zu machen.

Du schreibst mit rechts? Dann schreib einen Brief mit der linken Hand. Oder putze deine Zähne mit der anderen Hand als der, die du sonst nimmst. Du sitzt nie auf dem Boden? Dann lass mal den Stuhl weg. Iss mit den Fingern, ohne Messer, Löffel, Gabel. Laufe barfuß um den Block. Nimm eine andere Laufstrecke als die gewohnte. Wechsle deinen gewohnten Stammplatz zu Hause, am Arbeitsplatz, in der Kantine et cetera.

Beginne den Tag mit einem Glas Wasser anstatt mit einem Heißgetränk. Mit welchem Fuß nimmst du gewöhnlich die erste Stufe einer Treppe? Benutze den anderen Fuß. Wie hast du deinen Körper noch nie bewegt? Hast du schon mal krabbelnd deinen Fußboden erkundet? Laufe rückwärts, gehe seitlich.

Ziel dieser sehr einfachen Übungen ist es, uns wieder auf uns selbst neugierig zu machen. Gewohnheiten berauben uns unserer Kreativität. Du wirst sehen: Je häufiger du deinen Körper mit ungewohnten Abläufen bewegst, umso lebendiger nimmst du dich selbst wahr. Der Fantasie sind keine Grenzen gesetzt.

Lade zu dieser Übung Freunde ein. Sie macht noch mehr Spaß, wenn man sie gemeinsam ausführt.

Übung 15

Lieblingshaltung ändern

Zu unseren gewohnten Abläufen gehören auch unsere Lieblingshaltungen. Wir verschränken die Arme, legen die Hände auf den Bauch oder haben sie gerne in der Hosentasche. Fang an, dir bewusst zu machen, was deine Lieblingshaltung ist. Erst im Sitzen auf einem Stuhl, dann beim Stehen, beim Gehen und beim Laufen. Versuche einmal am Tag, deine Lieblingshaltung aufzugeben, und verändere deine Haltung dabei ganz bewusst. Nimm einfach wahr, ob sich dadurch etwas für dich verändert.

Ich habe mir angewöhnt, an jeder roten Ampel meine Haltung zu beobachten, ich verlagere mein Gewicht beim Stehen gerne auf den linken Fuß, und sobald ich an der Ampel stehen bleiben muss, verlagere ich mein Gewicht auf beide Beine oder zum Ausgleich auch nur aufs rechte Bein.

Kleine Anregungen:
Wenn du oft mit verschränkten Armen im Meeting sitzt, leg die Arme locker auf deine Oberschenkel.
Wenn deine Schultern nach vorn fallen, dann übe das aufrechte Sitzen.
Wenn du selten lachst, dann lächle einfach und beobachte, wie deine Umwelt darauf reagiert.
Wenn du viel sitzt beim Nachdenken, dann übe es im Stehen. Du wirst sehen: Im Stehen ist das Denken flexibler und konstruktiver, weil der Körper sich dabei bewegen kann.
Wenn du im Sitzen deine Beine übergeschlagen hast, bring beide Füße und Knie jeweils in einen 90-Grad-Winkel und lass deine Füße den Boden berühren.
Wenn du deinen Oberkörper beim Sitzen häufig anlehnst, wippe mit dem Oberkörper hin und her, damit er beweglich bleibt.
Hast du den Kopf oft nach unten geneigt, auch beim Gehen und im Stehen, dann halte ihn länger am Tag aufrecht.

Oft werde ich gefragt, warum Körpersymptome häufig »Lieblings-seiten« haben: Immer tut nur die linke Seite weh, sei es der Fuß, die Knieschmerzen, die Schulterverspannung. Diese »Einseitigkeit« kann vielfältige Ursachen haben, etwa eine Kieferschiefstellung oder unbe-wusste einseitige Belastung oder Verletzungen der Bänder und Sehnen und eine dadurch über die Jahre bedingte Schonhaltung. Die vorherige Übung hilft dir, andere, weniger benutzte (vernachlässigte) Muskelgrup-pen mal wieder zu bewegen.

Positives und Negatives akzeptieren

Wir gehen zu oft zu lieblos mit unserem Körper um. Wir fordern und fordern und fordern von ihm immer und immer wieder sein Funktio-nieren ab. Für manche Menschen sind Druck, Spannung und Aktion vertrauteste Körpergefühle.

Es ist erschreckend zu erleben, wie viele es als selbstverständlich erach-ten, erschöpft, wenig belastbar, überreizt, aufgedreht, schlaflos zu sein. Als ob dies ein natürlicher, gesunder Anteil unseres Körperempfindens sei. Nein, ist es nicht! Der Körper bringt dadurch eine Disbalance zum Ausdruck.

Zum »Wir müssen immer und überall funktionieren«-Stress gesellt sich ein gesellschaftlicher Druck, dass alles perfekt, schön und glorreich sein müsste. Unseren Körper auch noch diesem Stress auszusetzen – er müsse auf ewig jugendlich, vital und schön sein und dürfte sich mit seinen Schwächen nicht bemerkbar machen –, bedeutet in erster Li-nie eines: dass wir uns vom wahren Körperempfinden abspalten. Das eigene emotionale Leid und seine Beschwerden zu verbergen, kommt dem Versuch gleich, das Sterbliche vom Lebendigen zu trennen. Wir versuchen mit aller Kraft, unseren Schatten aus unserem Leben und unserer Körperlandschaft zu verbannen. Doch jeder Körperausdruck sucht sich eine Ritze durch die Verpanzerungen hindurch. Ich habe oft-mals Menschen weinen sehen, Stunden um Stunden, weil ihre Verpan-zerung Risse bekommen hatte. Tränen sind kostbare Perlen der Reini-gung. Jedes Fließenlassen der Tränen bringt eine Welle der Erleichterung und Entspannung für das Körpersystem. Durch unsere Verletzlichkeit offenbart sich unsere zarte Schönheit.

Schwächen zu zeigen und zuzugeben bedeutet für viele, aus dem gesellschaftlichen Gefüge zu fallen. The show must go on! – egal, wie es dir innerlich oder körperlich geht. Mit Hilfsmitteln versuchen wir, den Alltag irgendwie durchzustehen, insbesondere mit dem Konsumieren von Drogen, Alkohol, Medikamenten, Zigaretten, Zucker, Koffein betäuben wir unsere Wahrnehmungsfähigkeit oder wir machen uns unnötigen Freizeitstress, verlieren uns in digitalen Welten oder schütten uns mit noch mehr Arbeit zu – alles zum Zweck der Ablenkung. Wir bauen eine Fassade auf. Wir können über lange Zeit nach außen hin anderen – unserer Familie, Kindern, Freunden und Bekannten – und nach innen hin uns selbst etwas vormachen. Aber nicht unserem Körper. Dein Körper gehört zu dir. Er ist mit jeder deiner Facetten vertraut und lässt sich nicht austricksen. Wie ein ungebetener, spontaner Gast steht er vor deiner Haustür und klopft. Erwischt dich in Pyjamahose und ist mit jeder deiner Falten, Gefühlswallungen und Fettpölsterchen vertraut. Wir müssen lernen, zu unseren Schwächen zu stehen, müssen aufhören, unseren Makel zu verbergen. Wir sollten nicht mehr der Wahrung des Scheins dienen und stattdessen ehrlich mit uns selbst und unserem Umfeld sein. Die vielen sozialen Plattformen, in denen meist nur die Highlights aus dem Leben von anderen Menschen gepostet werden, machen es uns auch nicht leichter, ehrlich zu sagen, wie es uns wirklich geht. Demaskierung würde unsere Menschlichkeit fördern und aufzeigen, dass wir alle von positiven wie negativen Erfahrungen geprägt worden sind. »Unter jedem Dach wohnt ein ›Ach‹!« Wir sind mit unseren Verletzungen oder Körperschwächen nicht allein. Negative Prägungen und Erfahrungen machen uns nicht hässlich oder weniger wertvoll! Ganz im Gegenteil. Wenn man genau hinschaut, machen erst sie uns menschlich und einzigartig schön.

Übung 16

Maske ablegen

Dauer: 1–5 Minuten

Diese Übung dient dazu, Vertrauen aufzubauen. Manchmal denken wir, dass, wenn wir unsere wahren Gefühle zeigen, die Welt unterginge, oder die Scham hindert uns daran, offen zu sein. Je häufiger wir uns in der Demaskierung üben, umso leichter fällt es auch, diese zu formulieren. Vor allem baut sich Vertrauen auf und wir merken, dass die Welt sich auch weiterdreht, wenn wir ganz ehrlich unsere Gefühle zum Ausdruck bringen. Bei dieser Übung ist der Einsatz deiner Körpersprache gefragt; tu so, als ob du jemandem ein Theaterstück vorspieltest.

Wie fühlst du dich jetzt? Ja, in diesem Augenblick. Genervt, begeistert, müde, interessiert, traurig, berührt? Wie sieht dein Gesicht dabei aus? Übe es, die Übereinstimmung zwischen deinem inneren Empfinden und deiner äußeren Haltung herzustellen und dem für einen kurzen Moment Ausdruck zu geben. Wie ist deine Haltung bei Trauer und wie bei Freude? Beobachte dich vorher und nachher und schau, ob es nach der Übung einen Unterschied in deinem Innenleben gibt. Meist geht es einem danach wesentlich besser.

Warum ist es wichtig, sich sowohl im Licht wie im Schatten zu zeigen? Es ist deshalb von Bedeutung, weil wir dadurch in Verbindung mit uns selbst sind und unsere Körperkraft besser beurteilen und einschätzen können. Ich kann verstehen, dass diese Aussagen beim Lesen erst einmal Unbehagen oder vielleicht sogar Angst auslösen. Selbstverständlich braucht es einen geschützten Rahmen, innerhalb dessen man seine Befindlichkeiten mitteilen kann, ohne dafür belächelt, bewertet oder bemitleidet zu werden. Es ist für deine Gesundheit aber auf jeden Fall besser, dich im Ganzen zu fühlen, als nur in Teilen, oder – schlimmstenfalls – nichts zu fühlen.

Wir können negative Erfahrungen nicht amputieren, aber wir können eine akzeptierende Haltung zu ihnen einnehmen, die weniger Kraft kostet. Dafür ist es gut, sie als Teilausdruck deiner selbst willkommen zu heißen, statt sie zu unterdrücken.

Wechselwirkungen im Großen und Kleinen

Bei meinen Workshops schicke ich die Teilnehmerinnen gerne in den Wald und bitte sie, die Natur als Spiegel ihrer Seele zu beobachten. Insbesondere sollen sie darauf achten, welche Bäume sie am meisten ansprechen und was sie in ihnen erkennen können. Die Bäume, die sie besonders berühren, sind solche mit Schnittwunden, Bäume, die schräg gewachsen sind, an denen abgestorbene Äste hängen, die es aber trotzdem schaffen, irgendwie zu blühen und zu gedeihen. Es sind dieselben Verwachsungen, Narben, Schnitte, dir wir persönlich aus unserer Biografie kennen, darum berühren uns diese Besonderheiten. Wir erkennen unsere Lebensgeschichte ihn ihnen wieder. Gleichförmige, monotone Bäume berühren uns wenig. Wir nehmen sie kaum wahr, als ob es keinen Widerhall in unseren Seelen dafür gäbe.

Ein westafrikanisches Sprichwort lautet: »Die Wunden, die du erhältst, sind die Hülle des Goldes, das du in dir trägst.« Ja, wir tragen Gold in uns! Jeder Mensch trägt Gold in sich. Manchmal müssen wir den Körper »polieren«, damit das Gold wieder leuchten kann. Wie kann ich meinen Körper beim Polieren unterstützen? Erst einmal ist es gut, sich immer wieder daran zu erinnern, dass wir in keiner perfekten und wohlgeordneten Welt leben. Wir leben nicht isoliert von anderen. Dein Leib ist ein fühlendes Wesen, das bewusst und unbewusst Eindrücke wahrnimmt. Was im Außen passiert, hat mindestens dieselbe Wirkung auf den Körper wie die Dinge und Handlungen, mit denen wir unser Innenleben gestalten und interpretieren. Ich bin Teil eines Ganzen, gebildet von Gesellschaft und Umwelt. Ist die Mehrheit der Menschen im Ungleichgewicht, so hat es auch Auswirkungen auf mein individuelles Wohl und meine Gesundheit.

Häusliche Gewalt, Umweltvergiftung, Terror, Krieg, Völkermorde, Armut, Tierquälerei, Nanoplastikpartikel und Gift im Wasser und in der

Nahrung, all das geht weder an dem großen Organismus Erde noch an deinem Leib spurlos vorbei. Jede Lebensform auf diesem Planten ist abhängig von sauberer Luft, Wasser und Erde. Wir haben also nicht die alleinige Kontrolle über unsere Gesundheit und die Auslöser von Krankheiten. Für mich ist der Zustand der Welt einer der Hauptgründe, warum psychische Krankheiten so stark auf dem Vormarsch sind. Das Lebensprinzip unserer Erde besteht darin, dass gegenseitige Abhängigkeiten existieren. Lebende Systeme, so wie du und ich, sind immer eingebettet in größere lebende Systeme. Wir leben als Individuum im Austausch mit dem Kollektiv.

Je mehr unsere Umwelt aus dem Gleichgewicht gerät, umso stärker sind die Auswirkungen auf unsere Physis. Diese Vorstellung soll nicht hilflos machen, sondern zum Handeln motivieren.

> JE BESSER UND BEWUSSTER DU DICH UM DEINEN KÖRPER SORGST, UMSO FLEXIBLER KANNST DU MIT DEM WANDEL DER ZEIT UMGEHEN UND GESUND DARAUF REAGIEREN.

Die Frage, die aufkommt, lautet: Kann der Mensch überhaupt seine Gesundheit wahren, wenn unsere Lebensmittel gentechnisch verändert sind, die Supermarktregale überquellen von Fertiggerichten, wenn wir ständigen Strahlungen, Radio- und Funkwellen ausgesetzt sind, ohne zu wissen, welchen Einfluss sie wirklich auf uns haben? Chemische Giftstoffe finden sich mittlerweile überall, in Bekleidung, in Nahrungsmitteln, in Hygiene- und Kosmetikartikeln und in unseren Wohn- und Arbeitsräumen. In vielen Produkten sind nachweislich krank machende Stoffe enthalten. Wir sind also stets den Einflüssen von außen ausgesetzt. Umso wichtiger wird es, sein eigenes System so stabil wie möglich zu gestalten, damit wir nicht erkranken. Umweltschutz fängt somit bei deinem Körper an.

Womit willst du deinen Körper nähren und welche Kleidung soll deine Haut berühren? Worauf soll dein Körper schlafen und aus welchem Material soll deine Decke sein, mit der du dich jede Nacht für mehrere Stunden zudeckst? Welches Wasser trinkst du und welcher Luft setzt du deine Lungen aus?

Eine Freundin von mir litt unter massiven Kopfschmerzen. Etliche Untersuchungen lagen bereits hinter ihr, ohne dass es einen Befund gab. Aus Scherz sagte ich zu ihr, sie solle doch mal das Färben ihrer Haare bleiben lassen, vielleicht würden dann ihre Kopfschmerzen verschwinden. Sie nahm mich beim Wort, und tatsächlich hat sie seitdem keine Kopfschmerzen mehr. Mit einer weißen, frechen Kurzhaarfrisur gefällt sie sich ohnehin viel besser – und mir übrigens auch. Sie sagt lachend: »Jeder weiß mein Alter jetzt richtig einzuschätzen, was den schönen Nebeneffekt hat, dass ich bei der Arbeit nicht mehr die schweren Kartons schleppen muss.«

Manchmal zeigt der Körper über Jahre keinerlei Beschwerden und auf einmal, oftmals ohne ersichtliche Gründe, reagiert er auf Stoffe oder Nahrungsmittel, die wir bis dahin problemlos konsumiert haben. Dein Körper ist keine Maschine!

Vorbilder gesucht

Wie wir mit unserem Körper umgehen, hängt häufig damit zusammen, welche Erfahrungen wir auf unserem Lebensweg gesammelt haben. Wie nehme mich ich mich wahr, wie interpretiere ich meine Lebenssituation, welche Gefühle dominieren meine Gedanken und wie handele ich daraus? Wozu sich immer mit all seinen Zipperlein auseinandersetzen? Eine Feststellung, die vermehrt immer noch gerne von Männern zu hören ist. Die goldene Mitte sollte der Weg sein, also nicht jedes Wehwehchen zu ernst und sich dennoch wichtig nehmen, wenn etwas fortdauernde Beschwerden macht.

Zipperlein, Wehwehchen sind erst mal natürlich auch Beschwerden. Sie sind anders einzustufen als manifeste organische Erkrankungen, die unsere Lebenskraft einengen. Mit leichteren Beschwerden geht noch keine Lebensbedrohung einher. Selbst wenn es sich bei einigen Menschen so anfühlen mag. Diese Unterscheidung, bedrohlich oder nicht bedrohlich, ist wichtig. Viele Körperbeschwerden könnten vermieden werden; sie entstehen durch falsche Ernährung, mangelnde Bewegung, geschwächte Muskulatur oder falsche Haltung. Oft sind es banale Dinge, die den Körper aus dem Gleichgewicht bringen. Hinzu kommt, dass wir geprägt sind von dem Wertesystem, in dem wir aufgewachsen sind. In welchem Verhältnis wir unseren Körper wahrnehmen, hängt als Erstes von unserer genetischen Disposition ab, und dann, wie unsere Eltern, Freunde, Lehrer uns geprägt haben. Unser Handlungs- und Verhaltensmuster orientiert sich im Heranwachsen erst mal an Nachahmung, was uns vertraut erscheint. Zum Beispiel: Sportliche und gesundheitsbewusste Eltern vermitteln ein anderes Verhältnis zum Körper als Eltern, die nie Sport machen. Hinzu kommt, dass wir in vielerlei Hinsicht ähnlich so reagieren, wie auch in unserem engsten sozialen Umfeld mit Schmerz, Verzweiflung, Resignation und Hoffnungslosigkeit umgegangen wurde. Wenn eine Mutter schnell zur Kopfschmerztablette griff, sobald sich auch nur ein Anflug von Kopfweh bemerkbar machte, dann kann das auch für ihre Nachkommen später der vertrauteste Weg sein, um mit Kopfschmerzen umzugehen.

WIR BRAUCHEN »VORBILDLICHE« MENSCHEN ALS UNTERSTÜTZUNG, DIE UNS LEHREN, GUT MIT UNS ZU SEIN, WENN WIR SELBST NICHT WISSEN, WIE ES GEHT.

Vorbilder, damit meine ich an dieser Stelle Menschen, die wir kennen; nicht irgendwelche prominenten Persönlichkeiten, sondern Menschen, die uns vorleben, dass es jetzt völlig in Ordnung ist, mal wenig zu tun, sich auszuruhen, verträumt in den Tag zu leben, den Körper mit seinen Schwächen und Stärken zu akzeptieren. Stell dir vor, dein Geist wäre vertraut mit so einer Stimme: »*Nimm dich so an, wie du bist. Du bist gut genug. Lass deine Leiden und Schwächen zu. Folge deiner Wut, Freude und Intuition. Höre auf deinen Körper, er weiß, was gut für dich ist. Folge dem, was dich stützt und stärkt. Lass an der Oberfläche schaukeln, was dich innerlich bewegt. Bleibe beweglich. Es ist in Ordnung, wenn du dich um dich sorgst. Heilung braucht Zeit. Halte inne. Dein Körper hat die Weisheit, sich selbst zu helfen.*«
Solche fürsorglichen inneren Stimmen zu kennen oder von außen zu hören, wären eine Erleichterung. Kennst du jemanden, der so mit dir spricht?
Wir brauchen sie, diese Menschen, die uns inspirieren, anleiten und anspornen. Vielen von uns mangelt es an Freunden, Verwandten oder Be-

kannten, die geübt sind in Meditationstechniken und die Zufriedenheit ausströmen, die uns vorleben, wie sanft und sensibel wir Menschen eigentlich sind; die uns vertraut machen, mit Kraftlosigkeit fürsorglich umzugehen; die uns vorleben, dass gesunde Nahrung sich nicht nur nach dem Geschmack ausrichtet; Menschen, die für sich eine gute Balance gefunden haben.

Wenn wir gewillt sind, uns auf die Suche nach ihnen zu begeben, werden wir sie finden. Es gibt diese Menschen, sie sind leider nur rar gesät. Vielleicht ist es der Nachbar, der immer so freundlich lächelt, ein Kollege oder eine Lehrerin, die gut für sich sorgen kann. Meist sind diese Menschen selbst durch tiefe Wandlungsprozesse gegangen. Haben Krankheiten, schwere Schicksalsschläge überstanden. Ihre Körperlandschaft ist versehrt, dennoch besitzen sie die Fähigkeit, schwierige Lebenssituationen ohne anhaltende Beeinträchtigung zu überstehen. Selbst wenn die Lebenssituation sie geformt, vielleicht verformt hat, die Krise hat sie verwandelt und ihnen einen neuen Blickwinkel auf die Welt geschenkt. Wir brauchen viel mehr resiliente Persönlichkeiten, die ihr Wissen mit uns teilen. Denn bedauerlicherweise sind wir zu sehr geprägt von Wertesystemen, die sämtliches Fühlen und die Feinfühligkeit im Körper verhindern. Die Tür zum Reich des Unbewussten, wo Empfindungen, Ahnungen, Träume, Einfälle, spontane Impulse und Sehnsüchte hausen, soll am besten verschlossen bleiben. Offenheit, Verständlichkeit und Transparenz fehlen vielfach. Jeder Versuch, das Leben zu begreifen, wird rationalisiert und kategorisiert. Zahlen und Fakten gelten als Maßstab, mit dem wir unsere Lebendigkeit messen sollen. Alles, was nicht eine stoffliche Erklärbarkeit hat, wird negiert. Selbstheilung und Placebo werden als Humbug abgetan. Das Wort »Lebenskraft« bleibt ein Fremdwort in vielen konventionellen Praxen, man findet es dort leider ebenso selten wie effektive, nebenwirkungsarme Medikamente. Dass ich persönlich auf meine Lebenskraft Einfluss habe, wird immer noch viel zu wenig geschult und gefördert. Spiritualität dieser Art wird vielerorts einfach belächelt.

Übung 17
Persönlicher Grundriss
Hilfsmittel: Zettel und Stift

Es ist kann hilfreich sein, einen Blick auf seine Vergangenheit zu werfen, damit wir verstehen, wo wir Ähnlichkeiten in unserem Körperempfinden mit dem unserer Eltern, Geschwister, Freunde und Freundinnen oder Lehrer haben. Wir bekommen ein Gefühl dafür, was unsere natürlichen Stärken, Interessen und Talente mitgeformt hat oder worin unserer Schwächen liegen. Lass dir Zeit für diese Fragen. Schreib die Antworten auf und schaue mit etwas zeitlichem Abstand wieder darauf. Manchmal fällt uns später eine weitere Person ein, die wir ergänzen.

Fragen zur Vergangenheit:
+ *Welche Person hat dein Verständnis von Körperwahrnehmung am meisten beeinflusst?*
+ *Wie sah ihr Verhältnis zur Körperlichkeit aus?*
+ *Wie war ihr Umgang mit Ernährung und Bewegung?*
+ *Welchen Umgang pflegte sie mit Genussmitteln?*
+ *Wo bist du ihr in dieser Beziehung ähnlich und wo gar nicht?*

Fragen zur Gegenwart:
+ *Was magst du für dich anders gestalten oder verändern?*
+ *Wer kann dich motivieren?*
+ *Kannst du dir hierfür Menschen suchen, die dich unterstützen? Vielleicht: Freunde, Ärzte, Therapeuten, Kollegen, Coaches oder spirituelle Gelehrte?*
+ *Von wem kannst du etwas einfach gut annehmen, ohne dass es sich für dich belehrend anfühlt?*
+ *Mit welcher Freundin, mit welchem Freund steigert sich deine Vitalität, ohne dass du das Gefühl hast, nach einem Treffen völlig erschöpft und leer zu sein?*

Kleiner Tipp: Versuche, mehr Zeit mit Menschen zu verbringen, die dich wachsen sehen wollen und in deiner Kraft bestärken.

NAHRUNGSMITTEL ALS HEILMITTEL?

Neben Bewegung und Entspannungsübungen ist Ernährung eine ganz wesentliche Stellschraube für ein wohliges Körpergefühl. Schon Hippokrates schrieb: »Heilmittel sind Lebensmittel und Lebensmittel sind Heilmittel.« Unsere Körper haben sich seit den Tagen des Hippokrates entwicklungsgeschichtlich nicht wesentlich verändert. Weder können wir uns von Licht ernähren noch ersetzt eine Wunderpille unsere Nahrung. Zum Glück! Das Leben ohne Gaumenfreuden, was wäre es doch fad. Der Weg zu mehr Vitalität führt nicht durch die Apotheke, sondern wesentlich sinnvoller durch die Küche.

> ESSEN ALS MEDIZIN SOLLTE AUF JEDER SPEISEKARTE STEHEN. GESUNDHEIT IST ESSBAR, UND ZWAR TÄGLICH.

Wer etwas für sein inneres Gleichgewicht tun möchte, kommt um eine Auseinandersetzung mit seiner Ernährung nicht herum. Essen wirkt harmonisierend auf uns ein. Nicht nur vorbeugend. Durch gutes Essen können wir Übergewicht, Diabetes, Gicht, Arterienverkalkung, Bluthochdruck, Erkrankungen der Verdauungsorgane und Karies trotzen – und gleichzeitig unsere Lebenskraft steigern.

Umgekehrt gilt: Ernähren wir uns schlecht, einseitig, ungesund, dann schaden wir dem Körper sehr. Bei einseitiger, schlechter Ernährung dauert es nicht sehr lange, und wir fühlen uns chronisch überreizt, sind erschöpft – die Arzttermine häufen sich.

Doch es scheint eine Trendwende zugeben: Gesund geht vor lecker! Fast die Hälfte der Deutschen (45 Prozent) legt Wert auf gesunde Nahrung. Der Geschmack, also der Genuss beim Essen, ist 41 Prozent der Bevölkerung wichtig. Männer mögen es lecker, Frauen gesund *und* lecker.

Mahlzeiten können den Körper dabei unterstützen, gesund zu bleiben oder zu werden. Sie stabilisieren die Grundfunktionen des Körpers wie Stoffwechsel, Kreislauf und Abwehrsystem. Falsche Ernährung trägt viel zur Entstehung von Stoffwechsel- und Kreislaufstörungen bei. Wenn diese Harmonie gestört ist, können sich als Folge chronische Krankheiten bilden. Zu hochgesteckte Ziele bei der Ernährungsumstellung helfen jedoch nicht. Essen soll auch Spaß machen und nicht frustrieren. Und man sollte nicht bei jedem Bissen Schokolade auch auf Selbstvorwürfen herumkauen.

Ich werde auf den nächsten Seiten nicht auf Ernährungslehren eingehen, sondern praxisnahe Tipps geben, die ich selbst in meinen Alltag integriert und mit denen ich gute Erfahrungen gemacht habe. Einiges wird dir bekannt vorkommen, und bei vielem wirst du dich dennoch fragen: Warum verhalte ich mich nicht schon längst so? Vielleicht regt dich die eine oder andere Überlegung dazu an, *woanders* einzukaufen oder *etwas anderes* einzukaufen.

Vom Nutzen der Nahrung

Gesunde Nahrungsmittel haben wenige Nebenwirkungen, stattdessen eine enorme hilfreiche Wirkung. Wenn wir morgens erfrischt und vital erwachen, fühlt sich der Körper wohl. Um wirklich in unsere Kraft zu kommen, brauchen wir eine ganzheitliche und umfassende Pflege für unseren Körper. Die Nahrungsmittel, die wir essen, sollten so natürlich und so lebendig wie möglich sein. Gemüse, Obst, Sprossen und Nüsse sind lebendige Nahrungsmittel und sollten den Hauptanteil bilden. Wir bilden im Magen-Darm-Trakt wichtige Verdauungsenzyme. Früchte, Gemüse und Kräuter enthalten diese wichtigen Enzyme ebenso und sie sind eine wichtige Stütze dafür, dass der Körper selbst nicht so viel Mühe und Energie aufbringen muss, um alles zu verdauen. Du kennst den Unterschied sicherlich: Wenn du einen Salat zu Mittag gegessen hast, dann hast du mehr Kraft und Konzentration zur Verfügung, als wenn du eine sehr fettige, lang gekochte Mahlzeit zu dir genommen hast. Oder wenn wir im Sommer sehr viel frisches Obst und Gemüse zu uns nehmen und nicht jeden Tag gegrilltes Fleisch. Zweifelsohne enthalten rohe, unverarbeitete Lebensmittel zahlreiche Nährstoffe, die durch Erhitzen und andere Verarbeitungsprozesse wie Konservierung verloren gehen. Nahrung sollte in erster Linie Energie geben, anstatt Kraft zu rauben.

All das hat bereits einen unterschiedlichen Einfluss auf dich. Darum ist es ratsam, bei der Verarbeitung darauf zu achten, durch welche Nahrungsmittel deine Vitalität gestärkt wird. Es ist nicht für jeden und auch nicht in jeder Situation gleich. Probier es einfach aus, was dir besser bekommt – die rohe Küche oder warmes Essen!

> ISS LEICHT UND OHNE SCHLECHTES GEWISSEN – DAS IST EINE EINFACHE ERNÄHRUNGSPHILOSOPHIE. BEIM ESSEN SOLLTEN GESCHMACK UND GESUNDHEITSFAKTOR MITEINANDER HARMONIEREN.

Bei der Ernährung lassen sich einfache Grundregeln umsetzen, ohne dass wir das Gefühl bekommen, wir befänden uns in einer Diät-Tretmühle. Wenn wir beim Kochen und Einkaufen aber keine Freude verspüren, dann nützt jeder Tipp wenig. Egal, wie deine Lebensumstände sind und deine Vorlieben ausschauen: Kleine Schritte führen zum Ziel. Das gilt genauso, wenn du dich zukünftig gesünder ernähren willst. Wegzulassen, was nicht wirklich sein muss, ist der erste kleine Schritt: Zum Beispiel das Weißbrot zum Essen, schlechter Filterkaffee und dazu vielleicht noch aus reiner Gewohnheit ein Keks. Und muss das dritte *Gläschen* Wein am Abend wirklich sein?

Wenn du durstig bist, besinne dich auf das beste, das kostbarste und gesündeste und gleichzeitig preiswerteste Getränk der Welt: Wasser! Dein Körper liebt Wasser. Zwei Liter am Tag, und dein Körper ist schon sehr zufrieden. Wasser heiß trinken wirkt übrigens kühlend, kaltes natürlich auch. Wenn schon Säfte, Limonade oder Wein, dann trink sie lieber als Schorle und nicht pur. Kräutertees sind eine gute Alternative zu süßer Limonade.

Übrigens verändert sich mit dem Alter nicht nur unser Verhältnis zur Körperwahrnehmung, sondern auch zur Ernährung. Ab etwa dem 40. Lebensjahr reduziert sich unser Stoffwechsel und der Energieverbrauch ist weniger hoch. Übergewicht erhöht das Risiko für Muskel- und Skeletterkrankungen und trägt zu den Volkskrankheiten Diabetes Typ 2 und Bluthochdruck bei. Im Alter ist es besonders ratsam, mehr Wert auf gesündere Nahrung zu legen.

Tipps zur täglichen Ernährung

Nur wer selbst kocht, weiß genau, was im Essen enthalten ist. Ich versuche, so oft wie möglich zu kochen. Meist bereite ich nach dem Frühstück mein Mittagessen vor, um es mitzunehmen, wenn ich weiß, dass ich nicht zu Hause essen werde.

Eine Vielzahl an Faktoren beeinflusst unser Essverhalten. In Gesellschaft und unter Stress neigen wir dazu, mehr zu konsumieren als nötig. Beim Einkaufen gilt: je natürlicher, biologischer, saisonaler, umso besser. Leider müssen wir uns immer wieder vergegenwärtigen, dass es schadstofffreie Nahrungsmittel nicht mehr gibt. Einige Betriebe der ökologisch-kontrollierten Landwirtschaft versuchen, die Belastung so gering wie möglich zu halten. Wer regional einkauft, fördert die Nachhaltigkeit und schützt die Umwelt. Den im Treibhaus großgezogenen Lebensmitteln fehlt das Sonnenlicht, es ist stark gedüngt und enthält mehr Natrium, als gesund ist. In den vergangenen Jahren sind immer mehr Kooperationen der »solidarischen Landwirtschaft« (Solawi) entstanden, vor allem in den Umgebungen der Großstädte, wo man selbst bei der Ernte mithelfen kann und weiß, wie der Mutterboden bestellt wird. In der solidarischen Landwirtschaft tragen mehrere private Haushalte die Kosten eines landwirtschaftlichen Betriebs, wofür sie im Gegenzug dessen Ernteertrag erhalten. Durch den persönlichen Bezug zueinander erfahren sowohl die Erzeuger und Erzeugerinnen als auch die Verbraucher die vielfältigen Vorteile einer nicht industriellen, vom Großmarkt unabhängigen Landwirtschaft.

Völlig gleichgültig, ob BIO draufsteht oder nicht: Lebensmittel immer gründlich putzen, waschen, schaben oder schälen, das reicht, um circa 80 Prozent der abgelagerten Rückstände von Pestiziden, Schadstoffen, Bakterien, Keimen oder Schimmelpilzen zu entfernen. Je stärker verarbeitet ein Lebensmittel ist, umso weniger lässt sich durchschauen, welche Fette, Zucker und Geschmacksverstärker enthalten sind. Die Mengen von Salz, Zucker und Fett können bei Selbstgekochtem reguliert werden. Bei Fertigprodukten geht das nicht.

Unser Körper gibt uns Signale, wenn uns auf der stofflichen Ebene, in der Ernährung, etwas fehlt, schlecht bekommt oder wenn der Körper in eine Disbalance geraten ist.

Herr Zeder, 47 Jahre alt, ein großer und kräftig gebauter Mann, kam zu mir zur Behandlung, weil er nicht mehr gut schlafen konnte. Er wache nachts gegen 3 oder 4 Uhr auf, berichtete er, und könne nur schwer wieder einschlafen. Er grüble dann im Halbschlaf über die Arbeit nach. Morgens, gleich nach dem Aufstehen, kämpfe er mit Schwindel. Kopfschmerzen begleiten ihn häufig durch den ganzen Tag. Er ist der Typ Mann, der sein Leben der Arbeit gewidmet hat und keine Zeit hat, um sich in das überfüllte Wartezimmer eines Arztes zu setzen. Hinzu kommt, dass er selbst aus einer Arztfamilie stammt und es ablehnt, sich in ärztliche Behandlung zu begeben. Nur mit Engelszungen lässt er sich dazu überreden. Als ich ihn bei der Anamnese fragte, ob er gerade eine Vorliebe für ein bestimmtes Nahrungsmittel habe, schaute er mich verdutzt an und sagte: Ja, er esse gerade in Mengen Grapefruits. Er wisse auch nicht, wieso, aber er sei geradezu süchtig nach ihnen. Seine geschilderte Symptomatik ließ mich hellhörig werden und ich maß den Blutdruck und machte eine Pulsdiagnostik. Wie ich vermutete, war der Blutdruck ein wenig zu hoch. Ich sagte ihm, wer gesteigerten Hunger auf bittere Nahrungsmittel hat, sollte seine Leberwerte prüfen lassen. Mit der eindringlichen Bitte, bei der Hausärztin die Leber- und Cholesterinwerte abklären zu lassen, verabschiedeten wir uns.

Die Analyse der Laborwerte zeigte einen Anstieg. Die Diagnose war in seinem Fall einfach, da sein Körper klar signalisierte, was er brauchte. Sein verändertes Essverhalten war ein gutes Hinweisschild! Grapefruits haben blutdrucksenkende Eigenschaften, und Bitterstoffe unterstützen die Leber bei der

Entgiftung. Sie regeln die Verdauung auf vielerlei Weise. Ihr bitterer Geschmack stimuliert nicht nur den Magen, sondern auch die Leber, die Gallenblase und die Bauchspeicheldrüse, die daraufhin mit der Sekretion lebensnotwendiger Verdauungssäfte und Verdauungsenzyme unterstützt werden. Die Behandlung von Herrn Zeder ließ sich durch Gewichtsreduzierung und Nahrungsmittelumstellung gut in den Griff bekommen.

Wenn du plötzlich das Bedürfnis auf ein Lebensmittel verspürst, das du zuvor weniger oder kaum gegessen hast, kann dies ein Hinweis deines Körpers sein, dass es einen Mangel gibt, den er versucht auszudrücken oder auszugleichen. Informiere dich über die Wirkungs- und Inhaltsstoffe des Lebensmittels. Ich kenne zum Beispiel Frauen, die nach oder während ihrer Menstruation Heißhunger auf Linsen oder Weizenkleie hatten. Was nicht verwunderlich ist, da der Eisengehalt dieser Nahrungsmittel hoch ist.

Eine liebevolle Patientin, 70 Jahre alt, die ich schon länger begleite, meinte, dass ihre Atemlosigkeit und das ständige Schlappheitsgefühl jetzt doch durch das Alter erklärbar seien. Wie bereits erwähnt: Der Körper lügt nicht und meine Hände haben durch jahrelange praktische Übung ein gutes Gefühl fürs Muskelgewebe. Die Patientin verspürte seit ungefähr einem Jahr keinen Appetit mehr auf Fleisch und Fisch. Sie war überzeugt davon, dass sie sich sehr ausgewogen vegetarisch ernährte. Was sie auch tat! Nur wurde mir beim Ertasten ihres Gewebes ganz klar, dass es ihrem Körper an Eisen mangelte. Da sie mich nun schon über viele Jahre kannte, vertraute sie meiner Diagnose und ließ ihre Blutwerte abklären. Sie wiesen auf einen Eisenmangel hin. Nachdem sie vier Wochen lang Kräuterblut, einen Saft zur Steigerung der Eisengehaltes, getrunken und sehr ausgewähltes Fleisch gegessen hatte, besserte sich ihr Zustand, die Kurzatmigkeit und Schlappheit verschwanden.

Folgende Tipps solltest du bei deiner Ernährung beachten:

- Dein Speiseplan sollte vielfältig sein.
- Nutze die volle Kraft des Korns! Vollkorn statt Weißmehl.
- Reduziere deinen Zuckerkonsum.
- Verwende lieber gute Öle statt Butter.
- Ballaststoffe befreien den Körper von Ballast.
- Gemüse ist fast fettfrei, gönn dir viel davon, möglichst roh, wenn du es verträgst.
- Iss viel Gemüse und Obst, sie sind voller Mineralstoffe, Vitamine, Spurenelemente und Ballaststoffe.
- Ungesättigte Fette findest du in Nüssen, Lachs, Hering und Rapsöl.
- Vermeide es, zu viele Milchprodukte zu dir zu nehmen.
- Essen ist Begegnung mit Lebewesen: Fleisch und Fisch nur in Maßen. Innereien möglichst selten essen. In ihnen speichern sich vor allem Kadmium, Blei und all die anderen Gifte, denen das Tier ausgesetzt wurde.
- Kaffee und reine Fruchtsäfte sollten nicht als Durstlöscher dienen.
- Flexible, ausgewogene Mischkost, die sogenannte Mittelmeerküche stärkt dein Herz.
- Achte auch beim Einkaufen auf freiwillige nationale »Ohne Gentechnik«-Kennzeichnungen. In den Supermärkten finden wir zwar kaum gentechnisch veränderte Lebensmittel, aber wenn die Tiere mit gentechnisch veränderten Futtermitteln gefüttert wurden, können in tierischen Produkten wie Milch, Eiern oder Fleisch Spuren davon vorhanden sein.
- Iss viele Kräuter, sooft es geht.
- Wer häufig erschöpft ist, sollte seine Nahrungsmittel (außer Salat) kurz garen und lieber warm statt kalt essen.
- Weniger Kochsalz.
- Öle nicht zu stark erhitzen.
- Iss viele Bitterstoffe, da sie die Leber bei der Entgiftung unterstützen.

- Iss oder trinke Pflanzen mit einem hohen Anteil von Polyphenolen, sie gelten als gesundheitsfördernd. Einige Polyphenole wirken unter anderem entzündungshemmend und krebsvorbeugend. Einen hohen Anteil von Polyphenolen haben Walnüsse, Traubenkerne, Mango, Hafer, Knoblauch, Himbeeren, Granatapfelsaft, Ginkgo-Tee, grüner Tee.
- Vermeide, dass deine Nahrungsmittel mit Aluminium in Kontakt kommen.
- Steigere deinen Wasserverbrauch. Bei kaltem Wetter sollte das Wasser angewärmt sein (mindestens Raumtemperatur). Kaltes Wasser oder eiskaltes Wasser kann den Magen veranlassen, sich zusammenzuziehen.

Für den Körper ist nicht nur wichtig, was man isst, sondern auch, wie man isst. Entspannung und Ruhe während des Essens sind mindestens genauso wichtig wie die Nahrungsmittel selbst. Iss mit allen Sinnen, das hilft der Verdauung. Rieche, schmecke, ertaste, genieße den Anblick der Speisen.

Achte auf gute Essgewohnheiten:

- Genieße das Essen.
- Entspanne dich beim Essen.
- Iss langsam, kaue gründlich.
- Iss nicht im Stehen oder unterwegs.
- Iss dich nur zu zwei Dritteln satt.
- Trinke während des Essens lieber stilles Wasser ohne Kohlensäure. Alkohol, stark gesüßte Limonade und die »Verdauungszigarette« übersäuern den Magen unnötig.
- Nimm das Abendessen nicht zu spät ein.
- Frag dich, ob du Hunger oder Durst hast.

- Iss nicht, wenn du zu erschöpft bist, leg dich lieber schlafen.
- Vermeide eiskalte Getränke und Fertigspeisen.
- Iss nicht, wenn du starke Gefühlswallungen wie Trauer oder Wut spürst oder gestresst bist, dann sättigt ein Spaziergang an der frischen Luft besser.
- Koche selbst, lade zum gemeinschaftlichen Essen bei dir zu Hause ein, geh weniger auswärts essen.
- Nimm keine Teflonpfannen, Aluminium- und Kupfertöpfe zum Kochen und Braten, denn diese Materialien können Metall an die Nahrung abgeben. Edelstahl, Glas und Töpferware eignen sich besser.

Wie ich eingangs erwähnte, wirst du über viele der Ratschläge bestimmt sagen: »Das weiß ich doch längst.« Aber wie viele davon setzt du in deinem Alltag um? Such dir ein paar davon aus und mach die ersten Schritte. Du wirst sehen, schon bald änderst du dein Essverhalten.

Ernährung bei Beschwerden

Wenn du folgende Beschwerden spürst, können diese Nahrungsmittel hilfreich sein. Neigen wir zu diesen Beschwerden, dann sollten wir *für* den Körper essen statt gegen ihn.

Arterienverkalkung
Wichtige Lebensmittel: Erdbeeren, Feldsalat, Grünkohl, Himbeeren, Spinat, Hanföl, Traubenkernöl, Sellerie, Sauerkraut, Koriandersamen, Rosskastanie (als Kapseln oder Tee).

Entzündungsneigung (rheumatischer Formenkreis)
Wichtige Lebensmittel: Knoblauch, Zwiebeln, Himbeeren, Brombeeren, Holunderbeeren, Meerrettich, Haferflocken, Artischocken, Hanföl, Olivenöl.
Kräuter: Kapuzinerkresse (als Kapseln oder frisch essen); grüner Tee (3 Tassen täglich), Kurkuma (als Kapseln oder als Gewürz fürs Essen).

Meiden: fettreiche Nahrung, Wurst, Innereien, Milchprodukte, Eigelb und Pommes.

Konzentrationsmangel
Wichtige Lebensmittel: Hirse, Hafer, Linsen, Kichererbsen, Datteln, Zitrone.
Kräuter: Ginkgo, Löwenzahn (als Tee, Tinktur oder Kapseln).
Meiden: raffinierten Zucker, Bier/Wein am Abend, Kaffee (durch schwarzen Tee ersetzen).

Erschöpfung
Wichtige Lebensmittel: Bananen, Papaya, Hirse, Parboiled-Reis, Haferflocken, Kefir, Ingwer, Sesam.
Kräuter: Petersilie, Liebstöckel (am besten frisch essen), Brennnessel (morgens 1 Tasse Tee oder ein frischer Presssaft).

Muskelschwäche
Heilwasser mit wichtigen Spurenelementen trinken. Viel in die Sonne gehen.
Wichtige Lebensmittel: Scholle, Thunfisch, Vollkornprodukte, Haferflocken, Linsen, Erbsen, Bohnen, Kartoffeln, Spargel, Spinat, Walnüsse, Erdnussöl, Sonnenblumenöl, Sojaöl, Olivenöl, Eier, Linsen, Spargel.
Kräuter: Rosmarin und Wacholder (als Tee oder die Wacholderbeeren essen/im Essen mit zubereiten), Bäder mit Kampfer, Arnika, Kiefer sind wohltuend und wirken entspannend.

Verspannungen
Viel trinken!
Wichtige Lebensmittel: Tomaten, Joghurt, Granatapfel.
Kräuter: Johanniskrautöl oder Lavendelöl (zum Einmassieren), Brennnessel, Löwenzahn (als Tee oder Presssaft trinken).
Zusatztipp: Kirschkernsäckchen, Wärmflasche, Wärmekissen oder einfach eine heiße Dusche, Fangopackung, Moorpackungen, Rotlicht-Therapie oder Sauna – Wärme entspannt!
Meiden: Fleisch (insbesondere Schweinefleisch), Zucker und Süßigkeiten.

Frösteln

Warme Speisen essen, weniger Obst. Gemüse oder Fleisch gedünstet oder gekocht essen.

Wichtige Lebensmittel: Kürbis, Rote Bete, Pastinake, Petersilienwurzel, Kohl, Zwiebeln, Lauch.

Kräuter: Zimt, Gewürznelken, Rosmarin, Kardamom, Ingwer (als Gewürz im Essen oder wer mag als Tee).

Meiden: Fett, Salz, Zucker, Industrieprodukte.

Erschöpfung

Abwechslungsreiche Ernährung ist hier wichtig, Trennkost kann die Verdauung unterstützen.

Wichtige Lebensmittel: frisches grünes Gemüse und Obst, Vollkornprodukte, Sojabohnen, Amaranth, Fenchel, Hülsenfrüchte.

Kräuter: Petersilie, Sesam, Schnittlauch, Liebstöckel (frisch essen), Brennnessel, Ginseng, Sanddorn (als Tee, Saft oder Kapseln).

Meiden: Süßigkeiten (besser: Nüsse knabbern), Kaffee, Alkohol oder gar Aufputschmittel. Weniger fett- und kalorienreich essen!

BEWEGUNG IST ALLES

Liebe Leserin und lieber Leser, wie sitzt du gerade? Ist es für dich so bequem wie möglich? Kannst du beim Sitzen deine Füße fühlen? Wie ist deine Atmung? Hast du heute schon deinen Rücken so richtig mit Wonne gestreckt, gedehnt und durchgeschüttelt? Den Kopf nach rechts und links gedreht? Sanft gedreht und den Kiefer entspannt gehalten?

Bleiben wir jetzt mit der Achtsamkeit bei deinen Füßen. Deine Füße sind deine beweglichen Wurzeln. Deine Füße berühren die Erde seit deinem ersten Schritt. Ich nenne sie spaßeshalber »Erdmagnete«. Ewig der Schwerkraft verhaftet und zum »Erden« geschaffen.

Nimm dir kurz Zeit und mach eine kleine Übung zum bewussten Erden. Am besten barfuß. Stell die Füße parallel und schulterbreit auseinander. Spüre den Kontakt, den deine Füße mit dem Boden haben. Verlagere leicht dein Gewicht nach rechts, sodass sich das Gewicht auf die Außenkante des rechten Fußes und auf die Innenkante des linken Fußes verlagert. Dann verlagere es nach links. Während du das Gewicht verlagerst, bleibe in Kontakt mit der Erde. Pendle ein paarmal hin und her, bis du deinen Schwerpunkt in der Körpermitte findest. Lass die Knie locker und lade dein Becken ein mitzuschwingen. Wie fühlt es sich an, dich deiner beweglichen Körperlichkeit hinzuwenden, ganz ohne sportliche Ambition?

Wenn Bewegung uns keine Leistungsforderung abverlangt, dann kann sie mit Freude verbunden sein. Selbstverständlich ist für viele Sportler gerade der sportliche Ehrgeiz mit dem Gefühl der Begeisterung und Lebendigkeit verbunden. Bei den meisten Menschen jedoch ist die stärkste Motivation, um körperlich aktiv zu sein, die Freude an der Bewegung selbst. Ein japanisches Sprichwort lautet: »Wenn du einen Bauern umbringen willst, dann lass ihn sitzen«. Ich liebe die klare und einfache Aussage solcher Sprichwörter. Bewegung ist Kommunikation. Bewegung ist Leben. Bewegung ist alles. Ohne Bewegung fließt nichts. Nichts in der Natur ist auch nur einen Moment ohne Bewegung. Wer in Kontakt ist mit der Umwelt, nimmt deren Beweglichkeit wahr. Selbst ein Felsen bewegt sich und ist im Wandel, in einem uns zwar sehr unbekannten Rhythmus, aber er regt sich.

BEWEGUNG MACHT UNS DURCHLÄSSIG,
UND JE BEWEGLICHER WIR INNERLICH UND KÖRPERLICH
SIND, UMSO FLEXIBLER IST UNSER GEIST.

Bewegung kommt von innen

Bewegung ist ein Impuls, der von innen nach außen geht. Von den Fußnägeln bis zum Haaransatz, in jeder Zelle in uns ist Bewegung. Wenn wir uns von der Last unseres Hirngewichts lösen und vom Hals abwärts alles im vollen Umfang wahrnehmen, haben wir gute Chancen, uns gelenkig, geschmeidig, geschickt und leichtfüßig durchs Leben zu bewegen. Wenn wir uns bewegen, fördern wir die natürliche Form von Entwicklung. Durch psychischen Stress, Operationen, Schonhaltungen sowie Bewegungsmangel und falschen Gebrauch des Körpers verkürzen und verhärten sich Muskeln, Sehnen und Faszien. Diese Verhärtungen und Anspannungen aufrechtzuerhalten, verbraucht Lebensenergie.

Probier es jetzt kurz beim Sitzen und Lesen aus. Einmal kräftig die Gesäßmuskulatur anspannen – sieht auch keiner – und erst loslassen, wenn es wirklich gar nicht mehr geht. Muskeln bewusst anzuspannen und loszulassen, geht mit Energieverbrauch einher und fühlt sich anstrengend an. Bei einigen Menschen ist diese Muskelgruppe dauerhaft verspannt. Welch unnötige Energieverschwendung!

Ein Büroangestellter geht werktags durchschnittlich etwa siebeneinhalb Stunden einer sitzenden Tätigkeit nach, plus eine Stunde Fahrzeit am Tag zum Arbeitsplatz und nach Hause (bevorzugt sitzend mit automobilen Verkehrsmitteln), also befindet sich der Körper rund zehn Stunden am Tag in sitzender Position. Hinzu kommen noch sieben bis neun Stunden Bettruhe. Wer so viel sitzt, wird am wohlverdienten Feierabend müde sein und es sich auf dem Sofa oder am Esstisch gemütlich machen. Wenn Sitzen die Hauptbeschäftigung des Körpers ist, dann fühlt er sich ziemlich vernachlässigt. Ist er doch dank evolutionärer Raffinesse dazu gemacht, sich durch Bewegung das Überleben zu sichern. Bei allem, was wir heute können, wie schlau und weit entwickelt wir doch sein mögen – wir sind und bleiben Primaten. Unserer Körperlichkeit würde es dienen, sich wieder ein wenig mehr mit dem Sinn der Nahrungssuche zu beschäftigen und ihn nicht ständig mit einem Überangebot zu konfrontieren. Sich selbst immer wieder zu hinterfragen: Bekommt diese Fülle von Angeboten meinem Körper? Ist er wirklich hungrig oder meldet sich ein anderes körperliches Bedürfnis? Manchmal ist es gut, sich daran zu erinnern, dass der Körper seinen Hunger auch durch Zuwendung, Sexualität, Liebe oder Bewegung stillen möchte. Je hungriger wir auf der seelischen Ebene sind, desto hungriger bleiben wir, unabhängig davon, was und wie viel wir essen.

WENN WIR UNS NICHT BEWEGEN, LASSEN WIR UNSEREN KÖRPER ERKALTEN UND VERSTEIFEN. DIESE STEIFHEIT HAT WEITREICHENDE FOLGEN, WEIL DAS LEBENSFEUER GANZ LANGSAM ERLÖSCHEN KANN.

Wie sollen wir uns ganz im Körper beheimatet fühlen, wenn wir nicht unser volles Potenzial ausschöpfen? Wenn es uns nicht danach gelüstet, uns für uns selbst zu erwärmen? Wir vernachlässigen uns, wir verleugnen uns – und das in vollem Umfang! Ein Körper ist die Quelle zur erdgebundenen und sinnlichen Weisheit des Universums. Bewegungsarmut beraubt uns unserer animalischen Intelligenz. Und wenn wir uns so weit von unserer eigenen Natur entfernen, wen verwundert es dann noch, dass wir uns unserem Planeten gegenüber verhalten wie Aliens? Wenn der Hauptteil unserer Beschäftigungen artfremd ist? Unsere Autos werden immer sportlicher, wir jedoch nicht.

Die Entdeckung der Bewegungslust

Von meiner Hündin Thelma, einem schwarz-weißen Mischling von sieben Jahren, lerne ich viel darüber, was Bewegung betrifft. Nach dem Aufstehen wird sich erst einmal mit vollem Genuss gestreckt und gegähnt. Hin und her gerollt, getobt – und völlig gleichgültig, wie das Wetter ist: Auslauf ist das Größte!

Warum ist es so wichtig, Lust und Wonne an Bewegung zu haben? Wenn ich von Bewegung spreche, meine ich nicht zwangsläufig Sport. Körperliche Aktivität beinhaltet zum Beispiel auch, eine Einkaufstasche mehr als 100 Meter weit zu tragen, damit deine Arme kraftvoll bleiben. Oder mehr im Stehen als im Sitzen zu arbeiten oder den Hausputz selbst zu machen. Wir könnten uns fortlaufend im Alltag zu mehr Bewegungen motivieren, wenn wir nur wollten. Bewegung bedeutet Lebensqualität. Egal ob Spazierengehen in der Natur, Gartenarbeit oder Sport, für jeden findet sich eine Tätigkeit, die ihm liegt und Spaß macht. In Bewegung zu bleiben, sollte zur lieb gewonnenen Gewohnheit werden.

Kleinigkeiten mit großer Wirkung sind: mit dem Fahrrad statt mit dem Auto unterwegs zu sein. Treppen zu steigen, statt den Aufzug oder die Rolltreppe zu nehmen. Jeden Tag einen halbstündigen Spaziergang zu integrieren. Wenn du mal einfach durch die Gegend spazierst und nicht von Termin zu Termin, von A nach B hetzt, wirst du auch deine Umgebung anders wahrnehmen. Du siehst plötzlich Dinge, die immer da waren, aber die du nie gesehen hast. »Schlendern ist Luxus« – so heißt ein Lied der Sängerin Ulla Meinecke:

Ein Abend wie Seide, keine Lust auf'n Bus
Ich geh zu Fuß
Weiche Schultern, leichter Gang
So könnt' ich laufen, stundenlang
Die Autos klingen wie Brandung, Gerüche wehen von irgendwoher
Und hinterm nächsten Block träum ich mir das Meer
Und Schlendern ist Luxus…

(…)

Besser kann man es nicht sagen.

NICHT VERGESSEN: ANGEMESSENE BEWEGUNG FÖRDERN,
ABER ÜBERTREIBUNGEN MEIDEN!

Was passiert mit einem Körper, wenn er sich bewegt?

Der Bewegungsapparat besteht aus Muskeln, Sehnen, Bändern, Knochen und Gelenken. Ihr Zusammenspiel sorgt für die Körperhaltung und ermöglicht Bewegung. Muskeln passen sich wegen ihrer besseren Durchblutung rascher an Belastungen an als Sehnen, Bänder oder Gelenkknorpel. Unsere Gelenke »verhungern« förmlich, wenn sie nicht bewegt werden, da sie kein »klassisches« Blutversorgungssystem haben. Sie werden ausschließlich über Druck und Zug, also Belastung, ernährt. Eine kräftige Muskulatur erfüllt eine Stützfunktion für den Bewegungsapparat, besonders für die Schultergelenke, Wirbelsäule und Knie. Regelmäßige moderate Bewegung stärkt die Knochendichte und die Belastbarkeit der Gelenke, schlaffen oder verspannten Muskeln wird damit vorgebeugt.

Wenn du in jüngeren Jahren schon das Bücken zum Zubinden der Schnürsenkel als Herausforderung empfindest, steht eines fest: Dein Körper braucht mehr Dehnung.

Jede Zeit, die du mit und für deinen Körper verbringst, ist gut verbrachte Zeit und hilft dir auch, Stress abzubauen. Laut Ethnologen haben wir einst als Jäger und Sammler Strecken von 30 Kilometern pro Tag zurückgelegt. So viel muss es nun nicht gerade sein, aber wir sollten uns für den Erhalt der Kondition 5 bis 6 Stunden täglich gleichmäßig bewegen. Wer am Tag 6000 bis 10 000 Schritte macht, fördert nachhaltig seine Gesundheit. Machbar? Auf jeden Fall. Auch ich mache es mir gerne mal gemütlich, nehme das Auto anstatt des Rades, den Aufzug und nicht die Treppe. Niemand ist perfekt, aber alles hat auf Dauer seinen Preis: Knieschmerzen, Hexenschuss, Nackenverspannungen, Wirbel, die »klemmen«, und Kraftlosigkeit.

Das richtige Maß an Bewegung wirkt sich zudem positiv auf die Energiebilanz, den Zucker- und Fettstoffwechsel, auf das Immunsystem, das Hormonsystem, die Gehirnfunktionen und nicht zuletzt unser Gemüt aus. Für die Stabilisierung und die Kondition des Herz-Kreislauf-Systems ist sie von enormer Wichtigkeit. Dieses Kreislaufsystem besteht aus dem Herzen, den Blutgefäßen und dem Blut. Es ist ein Transportsystem des Körpers, das jede einzelne Körperzelle versorgt. Der Blutkreislauf transportiert Sauerstoff und Kohlendioxid, Nährstoffe, Hormone und Antikörper des Immunsystems. Ob nun Lungenfunktion, Verdauung oder Lymphfluss – alle wichtigen Funktionen des Körpers funktionieren mit Bewegung besser und fördern den Erhalt unserer Leistungsfähigkeit. Fakt ist: Bewegung bewegt, physisch und psychisch!

Das Bewegungsprogramm

Nimm dein Bewegungssystem in den Fokus. Die folgenden Anregungen helfen dir, Probleme zu erkennen und zu vermeiden.

Füße

Geh so oft wie möglich barfuß. Wenn du dich »erden« willst, dann am besten auf natürlichem Boden – ohne Socken!

Unterschenkel

Muskel und Sehnen sind häufig verkürzt. Dehne sie jeden Tag! Ein Bein mindestens 90 Sekunden in der Dehnung halten. Du wirst einen Unterschied feststellen. Vermeide Schuhe mit hohen Absätzen und Schuhe ohne weiches Fußbett.

Knie

Auch wenn die Gelenke wehtun, ist es meist sinnvoll, in Bewegung zu bleiben. Ein regelmäßiges Kräftigungs- und Beweglichkeitstraining lindert die Schmerzen und die Gelenkfunktion wird verbessert. Fahrradfahren oder Wassergymnastik sind die Sportarten, die am besten das Gelenk »schmieren«, ohne es zu belasten.

Hüfte/Becken

Wenn man einer sitzenden Tätigkeit nachgeht, sollte man unbedingt darauf achten, nicht in der Nacht in den gleichen Positionen weiterzuschlafen (die sogenannte Embryonalstellung – könnte auch Arbeitshaltung heißen). Bette dich am besten auf den Rücken, so kann der Körper sich über die Nacht am besten erholen, ohne dass die Bänder, Sehnen oder Muskeln sich weiter verkürzen.

Oberschenkel

Unsere Oberschenkel sind umgeben von großen Muskelgruppen. Feste, stramme Oberschenkel gelten zwar als ästhetisch, aber wenn sie verspannt sind, dann sind die Muskeln schlechter durchblutet, anfällig für Verletzungen und machen einen wackligen Stand. Darum gilt auch hier: Dehnung hilft. Entsäuerungsbäder auch. Wechselduschen. Faszientraining bietet sich bei den Oberschenkeln gut an.

Kreuzbein/Lendenwirbel

Das Kreuzbein und die Stellung zur Hüfte hängen eng miteinander zusammen. Darum können folgende Hinweise hilfreich sein: Steh möglichst immer mit dem Gewicht gleichmäßig auf beiden Beinen. Sitz mit gleicher Gewichtsverteilung auf deinen Sitzknochen. Schlag deine Beine beim Sitzen nicht übereinander. Schick dir eine automatische Erinnerungsmail und überprüfe dich selbst, ob du es trotzdem tust.

Brustwirbel/Brustkorb

Bewusste Atmung ist die beste Unterstützung. Kurzatmigkeit oder flache Atmung verkürzen den ganzen Brustraum. Je besser unser Zwerchfell durchblutet wird durch tiefere Zwerchfellatmung, umso besser werden unsere Organe mit Sauerstoff versorgt.

Halswirbel/Hals

Die Ursache von Nackenschmerzen liegt in erster Linie in Verspannungen von Muskulatur und Bindegewebe beziehungsweise Faszien am Nacken, die wir uns meist durch Fehlhaltungen erworben haben. Äußere Faktoren sollten immer mitberücksichtigt werden: am Arbeitsplatz zum Beispiel zu tiefe, zu hohe oder zu weit entfernte Arbeitsplatten und/oder falsch stehende Monitore. Aber auch zu tiefe oder zu hohe Sitzflächen, falsche Brillen und anderes mehr können Ursache von Nackenverspannungen und Nackenschmerzen sein.

Kiefer

Halte die Zunge so oft wie möglich vom Gaumen fern, das entspannt den Kiefer.

Kopf

Der Blick nach vorn tut Kopf und Nacken gut. Die Dauerkontraktionen in Muskeln und Bindegewebe (Fasziengewebe), die zu Kopfschmerzen und anderen Kopfbeschwerden führen, lassen sich gut mit Cranio-Sacral-Therapie oder osteopathischer Behandlung lösen.
Die äußeren Gegebenheiten miteinbeziehen: Steht der Monitor zu niedrig (häufig) oder zu hoch (selten), kann dies zu Kopf- und Nackenschmerzen, Konzentrationsstörungen oder Schwindel führen. Im Allgemeinen ist die Höhe des Monitors richtig eingestellt, wenn sich das obere Drittel des Bildschirms (und nicht die Mitte) etwa in Augenhöhe befindet.

Schulterblätter/Oberarm/Ellbogen/Unterarm/Hände

Die allermeisten Beschwerden an Schultern, Armen und Händen rühren daher, dass sich im Alltag der Schultergürtel, die Wirbelsäule und der übrige Körper bei den Arm-Hand-Bewegungen nicht mitbewegen, sondern starr gehalten werden. Dadurch werden die großen und damit kräftigsten Muskeln aus der Bewegung ausgeschlossen, was die kleineren Muskeln an den Armen und Händen überfordert und Beschwerden in Händen und Armen hervorruft. Kreise deine Arme jeden Tag, das unterstützt auch den Lymphfluss. Diese großräumige Bewegung kann man gut zum Beispiel beim Gang zum WC einbauen. Wenn du Gewichte hebst, hol die Kraft aus dem Rücken.

Übung 18

Tanzender Fluss

Dauer: 15 Minuten

Hilfsmittel: schöne, entspannende Musik

Schalte zu Hause eine sanfte Musik an. Jetzt konzentriere dich ganz auf deinen Körper. Von wo kommt der erste Impuls zur Bewegung, wenn du die Musik hörst? Wie lädt die Musik dich ein, dich weiterzubewegen? Folge den Impulsen. Welche Bewegung tut deinen Füßen, deinen Knien, Hüften, Wirbelsäule, Kopf, Schultern, Ellbogen und Händen gut? Kreisen, dehnen, strecken, schwingen – lass deine Körperteile sich frei bewegen. Stell dir vor, du bist wie Wasser, lass es weich sein und fließend. Es geht nicht um eine schöne Choreografie, sondern darum, dass du der Bewegung folgst, die dir dein Körper gerade vorgibt. Überanstrenge dich nicht, unterfordere dich aber auch nicht.

Musik, die sich für solch fließende Bewegungen eignet, ist zum Beispiel auf dem Album *Rites* von Jan Garbarek zu finden.

ICH BIN LICHT. ICH LASSE MICH AUF HEILSAME ERFAHRUNGEN EIN. ICH VERTRAUE DER INNEREN KRAFT IN MIR. ICH GEBE DIE KONTROLLE AB UND ÜBE MICH IN HINGABE. ICH LIEBE BEWEGUNG. ICH WEISS, DASS ES WICHTIG IST, MEINEN KÖRPER AUF ALLEN EBENEN ZU ERNÄHREN, UND DASS ICH DIESER ERNÄHRUNG WÜRDIG BIN.

Kleine Körperkunde

Die Haut ist ein Organ. Sie hält sich eigenständig feucht und heilt Wunden von selbst.

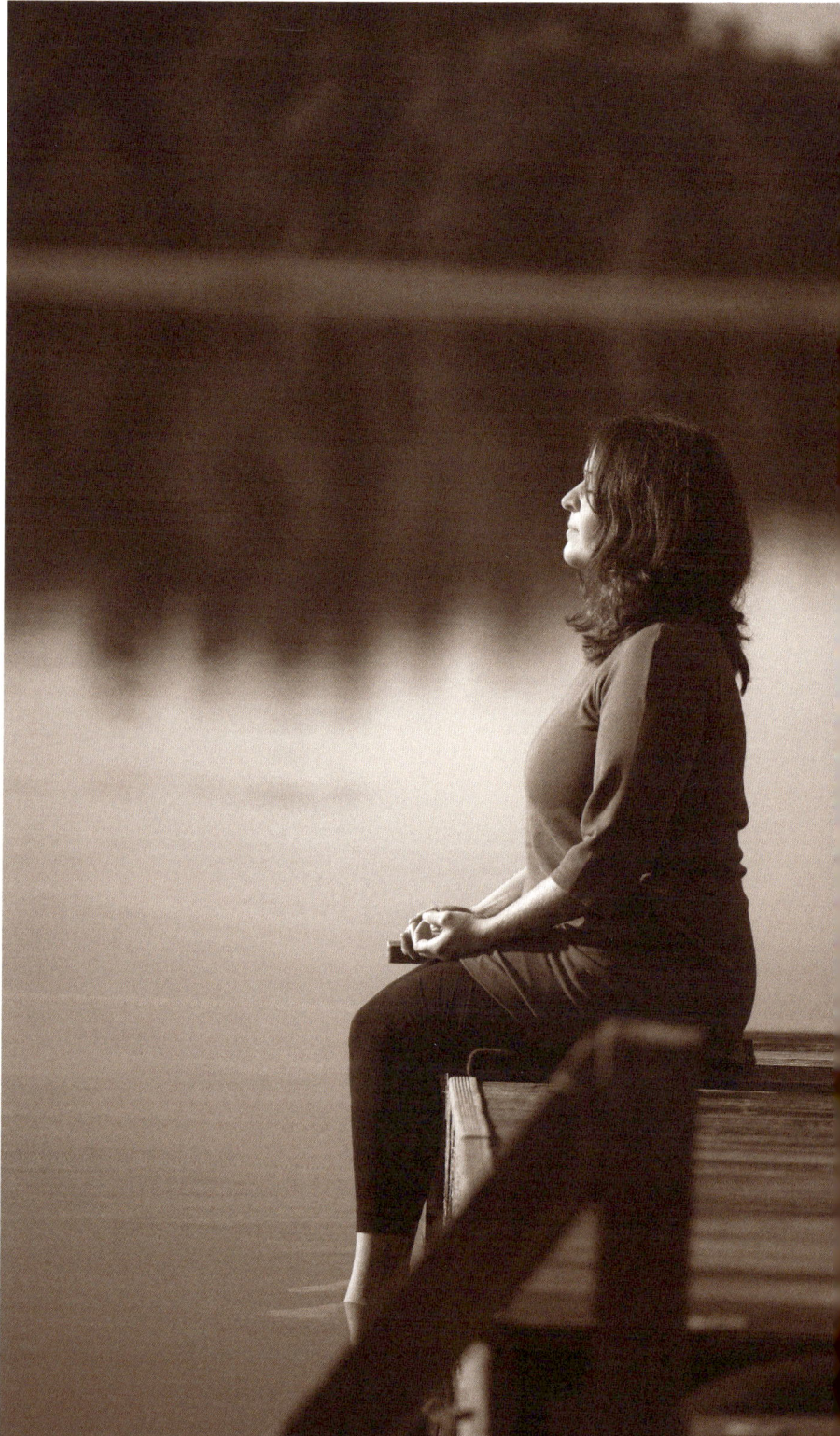

KAPITEL 5:

EMOTIONALE KÖRPERLAND-SCHAFTEN – DER EINFLUSS DER GEFÜHLE AUF DEINEN KÖRPER

——

Sollten wir uns nicht wie lebendige Verkörperungen von Naturkräften behandeln? Als Körperlandschaften, zu manchen Jahreszeiten erblühend und zu anderen Zeiten kahl, aber immer wachsend!

Wie nah sich Frieden und Freude sind. Wie einsam wäre das Glück ohne die Verbundenheit. Wie Lieben mit Hingabe untrennbar vereint ist. Wie die Angst uns lähmt oder die Wut uns erschöpft. Wie das klägliche Leid stets um Ausdruck bemüht ist. So viele Gefühle – rund um den Globus gleichermaßen – formen nicht nur unsere Erdlandschaft, sondern auch unsere Körperlichkeit.

GEFÜHLE LEBEN

Gefühle haben alle einen gemeinsamen Nenner: Sie wollen gefühlt werden! Es ist ihre Ausdrucksvielfalt, die unsere Seele tief bereichert. Wir sind schroff, aufbrausend, selbstverachtend, deprimiert, verzweifelnd, überwältigt, misstrauisch, empfindlich, beglückt, liebend, zerrissen, gehemmt, sehnsüchtig, leidend, launisch, friedlich, schrill, genervt, erzürnt, beschämt, zerbrechlich – diese Gefühlsvielfalt zeichnet uns Menschen aus. Ich bin tief davon überzeugt, dass alle Menschen mitfühlende Wesen sind. Sensibilität kann durch uns wirken, wenn wir die Erfahrung von Zärtlichkeit in uns tragen. Von manchen Gefühlen empfindet sich unsere Gedankenwelt jedoch regelrecht bedroht, geschwächt, übermannt oder ihnen zumindest ohnmächtig ausgesetzt. Dann neigen wir dazu, sie nicht mehr in uns zu verkörpern, und spalten sie ab.

Unsere Psyche jedoch kann Emotionen und Gefühle nur durch den Körper erfahrbar machen und speichern. Alle Eindrücke, die wir während unseres Lebens machen, prägen uns, in den Kinderjahren im besonderen Ausmaß. Als Kinder haben wir keine Möglichkeit, uns vor negativen Erfahrungen, Zurückweisungen oder Traumata zu schützen, unsere Bezugspersonen sind übermächtig und wir als Kind von ihnen abhängig. Erlebt ein Säugling nach der Geburt Urvertrauen und Sicherheit, dann hat er gute Chancen, als Erwachsener angemessen auf Gefühle reagieren zu können. Menschen mit einem gesunden Selbstwert bringen negative und positive Gefühle nicht so leicht durcheinander. Sind wir hingegen seelischen Verletzungen ausgesetzt gewesen, kann sich unsere emotio-

nale Körperlandschaft durch Spannungen der Muskulatur, des Bindege-
webes, einzelner Organe und durch flache Atmung, starre Haltung oder
schnelle Verunsicherung ausdrücken. Leid und Verletzungen lösen unweigerlich Abwehrspannung aus. Eigentlich ein genialer und sinnvoller
Schutz des Körpers, diese Anspannung, da sie den zugefügten Schmerz
abpuffert, seine Wirkung abmildert. Jeder Karateschüler wird dir bestätigen, dass wir Spannung im Körper brauchen, um die Tritte und
Schläge des Angreifers abzuwehren.

Was als sinnvoller Schutz im Körper angelegt ist, kann sich, wenn es zu
viel gebraucht wurde oder die Intensivität des Schmerzes zu groß ist, als
chronische Verspannung manifestieren. Wir erinnern uns: Anspannung
braucht Entspannung, sonst kostet es den Körper zu viel Kraft. Wenn
sich etwas anspannt, muss daraufhin auch Entspannung folgen. Wir
können uns nur entspannen, wenn wir uns sicher und geborgen fühlen.
Haben wir als Kind oder Erwachsener nicht gelernt, uns zu entspannen,
kann diese übermäßige Körperanspannung ein Teil unseres Charakters
werden und unsere Empfindungen steuern. Insbesondere neigen wir
dann dazu, dass unsere Gefühle uns überfluten oder wir sie abspalten.

Wo verdrängte Gefühle bleiben

Können wir uns überhaupt als soziale Wesen von Gefühlen trennen?
Verliert die Welt nicht an Farbe dadurch? Wohin spalten wir die Ge-
fühle ab? In die Luft um uns herum oder in die Erde unter unseren
Füßen? Wohin schieben wir die unverdauten Emotionen? In unsere
Seelenlandschaft? In unser Aura-Feld? Oder verlagern wir sie in unser
Körpergewebe? Meine Erfahrung aus der Praxis kann Letzteres bestä-
tigen.

Wir *denken,* wir könnten unsere Emotionen loslassen oder loswer-
den, wie man einen Kugelschreiber loslässt oder einen Ball wegwirft.
Einen Gegenstand kann man loslassen, Gefühle aber nicht. Gefühle sind
immer vorhanden. Wir können Abstand zu ihnen gewinnen, wie zu unseren Gedanken. Wir können unsere Reaktion darauf abmildern. Wir
können uns an ihnen orientieren. Wir können uns in Gelassenheit üben.
Manchmal können wir sie über Jahre konservieren und einkapseln, aber
sie bleiben ein Ausdruck deiner Körperlandschaft.

GEFÜHLE HABEN ALSO GROSSEN EINFLUSS DARAUF, IN
WELCHEM VERHÄLTNIS WIR ZU UNSERER KÖRPERLICHKEIT
STEHEN. UNSER KÖRPER HAT ZWAR SEINE FORM ERERBT,
WIRD ABER VOM LEBEN GEFORMT.

*Frau Weide kam mit einer angeborenen Wirbelsäulenverkrümmung (Sko-
liose) auf die Welt. Ihr Leben lang hat sie von Eltern, Lehrern, Mitschülern und Fitnesstrainern gehört, sie solle sich doch aufrechter hinsetzen. Mit
viel Anstrengung,, Kraft und enormem Zeitaufwand versuchte sie über viele
Jahre, ihrer »Schiefheit« entgegenzuwirken. Die Rückenschmerzen sind im
Laufe der Jahre nicht besser geworden, sondern sie verschlimmerten sich.
Die Muskeln waren so stark verspannt und schmerzten, wie ich es als Therapeutin bei einer Patientin selten gefühlt habe. Meine Wahrnehmung war:
Sie verleugnete einen wichtigen Anteil ihres Selbst. Als ich ihr vermittelte,
dass es bei meinen Behandlungen nicht darum gehe, dass sie einen geraden
Rücken bekomme, sondern um die Akzeptanz ihrer gegebenen Körperlichkeit, in dem Moment brach ein Gefühlsdamm. Nie zuvor hatte sie gehört,
dass es okay sei, so, wie sie ist. Ihre gestaute Wut auf die hänselnden Mit-
schüler, der jahrelange Druck von Familie und Ärzten und die große Trauer,
dass sie sich selbst nicht lieben konnte und ständig versuchte, etwas an sich zu
verändern, was nicht zu verändern war, mussten sich ausdrücken. Schreien,
weinen, schimpfen, toben, wieder weinen, atmen, das war genau das, was der
Körper brauchte, um sich wieder daran zu erinnern, warum er sich so hart
anfühlte. Ich war nur eine stille Zeugin ihrer Emotionen und würdigte ihren
Mut, dass sie sich traute, hinzufühlen.*

Wie in vorherigen Kapiteln bereits erwähnt: Mit Körperempfindungen,
Gedanken und Gefühlen erschaffen wir unsere Realität. Unserer Kör-
perintelligenz haben wir es zu verdanken, dass wir über eine sinnvolle
Filterstation verfügen und nicht alle Empfindungen und Gedanken, die
permanent auf uns einstürmen, ins Bewusstsein vordringen. Oder ist dir
bewusst, welches Gefühl du hast, während du diese Zeilen liest?
95 Prozent unserer Wahrnehmung findet in der Regel unterbewusst
statt, nur zu 5 Prozent nehmen wir bewusst wahr. Wenn unser Unterbewusstsein einen Türspalt öffnet und versucht, uns etwas zu vermit-

teln, dann können wir zwar mit viel Energieaufwand versuchen, diese Tür wieder zu verschließen, aber wir sollten uns vergegenwärtigen, dass wir uns um die Chance der inneren Reifung berauben. Meist sind es negative Gefühle oder Bilder, die wir am liebsten verleugnen oder verdrängen wollen. Doch das Verdrängen der Gefühle geht häufig mit Leere, Erschöpfung und Schmerz einher. Ich kann nachempfinden, dass man Angst oder Trauer am liebsten aus dem Körper verbannen möchte. Doch das kann auf Dauer nicht funktionieren, dazu später mehr. Wir können uns nur ganz beziehungsweise als vollständige Menschen fühlen, wenn wir die Fülle aller Emotionen zulassen.

Eigentlich wärmen Gefühle unsere Körperlandschaft. Trauer sitzt nah am Herzen und im Brustraum. Nehmen wir die Emotion an und lassen es in uns fließen, durch Weinen oder langsames Ausatmen, dann fühlen wir uns mit der Liebe selbst verbunden. Verhindern wir diese Emotion, stagniert es genau dort: Wir fühlen uns eng um die Brust oder es zerrt und zieht an dieser Stelle, Spannung baut sich auf oder wir fühlen eine Schwere auf der Brust. Wenn unser Verdrängungsmechanismus stark ist, schieben wir die Trauer durch unsere Körperlandschaft an eine Stelle, wo sie weniger intensiv wahrgenommen wird.

Frau Hafer konnte nach dem Tod ihrer besten Freundin nicht weinen. Sie verdrängte jegliches Gefühl zu dem Verlust, weil sie vermutete, dass sie die Heftigkeit des Schmerzes nicht ertragen könnte. Sie merkte nur, dass sie schneller gereizt und genervt war. Nach zwei Monaten hatte sie schmerzende, geschwollene Lymphknoten unter beiden Achseln. Blutwerte und Ultraschall deuteten auf keine organische Ursache hin. Sie kam zu mir, weil sie sich nicht sicher war, woher die unerklärbaren Schwellungen kommen könnten. »Wo, denkst du, sitzt die Trauer im Körper? Wo sitzt der Verlust?«, fragte ich sie. Sie zeigte sehr spontan zur Brust hin – auf Höhe der Achseln. »An was erinnert dich der Schmerz?«, fragte ich weiter. »Dass ich nicht handlungsfähig bin – ich fühle mich hilflos.« – »Wann hast du dich das letzte Mal körperlich so gefühlt?« – »Als ich erfuhr, dass meine Freundin jetzt sterben wird.« Es waren wieder die klassischen W-Fragen (siehe Übung 19 auf Seite 153 f.), die ihr geholfen haben, ins Fühlen zu kommen. Bilder ihrer Freundin tauchten vor ihrem inneren Auge auf und ihr wurde bewusst, dass es nun an der Zeit war, sich der Trauer zuzuwenden – bevor der Körper anfing, noch andere unerklärliche Symptome zu bilden. Das Weinen hilft uns, uns von unangenehmen Erfahrungen zu befreien. Es unterstützt unseren Verarbeitungsprozess. Als sie sich erlaubte zu weinen, war sie selbst überrascht, dass es gar nicht so schlimm war, sondern dass sie sich dadurch ihrer verstorbenen Freundin sogar wieder näher fühlte und auch freudige Erinnerungen auftauchten. Ihre Schmerzen ließen nach einigen Wochen nach.

Viele Menschen neigen dazu, sich für ihre Gefühle zu schämen. Und vergessen dabei, dass das Schämen ebenfalls ein Gefühl ist. Wer will schon vor seinem Gegenüber als labil, schwach oder vielleicht sogar hysterisch wirken? Abwehr und Fluchtimpulse tauchen auf: bloß nicht zeigen, wie es mir innerlich geht! Das sind Kurzschlussgedanken.

ES IST SINNVOLLER, ETWAS ZU FÜHLEN, ALS NICHTS ZU FÜHLEN. GEFÜHLE DÜRFEN SEIN!

Indem wir überhaupt fühlen, nehmen wir uns wahr und sind lebendig. Nicht jede Emotion fühlt sich immer sofort angenehm an, sondern bringt uns auch manchmal an den Rand der Verzweiflung. Doch die Kehrseite der Verzweiflung ist Hoffnung. Und aus dieser Hoffnung entsteht der Tatendrang, dass sich etwas verändern soll. Sei mit deiner Verzweiflung, sei mit dem Schmerz, sei mit der Angst, sei mit der Wut, sei mit der Trauer und sei mit der Scham. Erkenne sie an und verstehe, woher die Ursache kommt.

Wir tendieren dazu, unsere Gefühle in »gut« oder »schlecht« zu kategorisieren. Es ist besser, freudig und lebenslustig zu sein als verletzt, verärgert oder betrübt. Ein Gefühl, das sich schlecht anfühlt, muss folglich auch schlecht sein – so unsere Interpretation. Diese Bewertung ist hinderlich, da Emotionen neutral sind. Hinzu kommt, dass sich dann Gefühle mit unserer bewertenden Gedankenstruktur vermischen. Wenn die Gedanken die Gefühle bekämpfen, fühlen wir uns meist orientierungslos und im Zwiespalt; der Körper ist gestresst, unruhig, erregt und unkonzentriert.

Sich dem Gefühl zuwenden

Ein möglicher Umgang wäre, erstens nach der Ursache, nach dem Umstand, dem Auslöser des Gefühls zu fragen. Zweitens könntest du dich fragen, wie du das Erlebte interpretierst, welche Wertung du mit dem Gefühl verbindest. Welche Geschichte machst du daraus? Wie sind deine Gedanken dazu? Drittens frage dich: Welche Hauptemotion taucht auf? Trauer, Wut, Angst oder Scham? Dann fühle in deinen Körper hinein. Schließe dafür deine Augen. Wie und wo genau reagiert dein Körper darauf? Jetzt ist die Kunst, es einfach nur zu fühlen. Nicht wegmachen oder verbessern wollen oder durch eine andere wohlige Empfindung ersetzen. Wenn du dir dafür einige Zeit genommen hast, dann visualisiere, imaginiere ein Erleben, das dir hilft, damit einen Umgang zu finden. Wie kannst du dir selbst behilflich sein? Jetzt!

Erinnere dich, dass es dir nicht dient, über deine Gedanken und Emotionen ein Urteil zu fällen. Wenn unser Wesenskern als Kind verletzt worden ist, kann es uns an Selbstliebe und Selbstachtung mangeln. Unsere Körperlandschaft neigt dazu, nicht verarbeitete Emotionen aus der Kindheit sichtbar werden zu lassen. Meist ist das mit der inneren Überzeugung verbunden, nicht »richtig« oder mit einem Makel behaftet zu sein.

Als ich Frau Storchschnabel zum ersten Mal traf, war sie zutiefst verunsichert. Sie konnte kaum Blickkontakt halten, wirkte nervös und war im Alter von 22 Jahren bereits vom Leben gezeichnet. Schon als kleines Kind wurde sie Opfer von sexueller Gewalt. Sie hatte eine Ausbildung zur Kinderkrankenschwester begonnen und durch den Kontakt zu den Kindern weichte die Kruste der verdrängten Gefühle ihrer eigenen Kindheit wieder auf. Sie litt an Schlafstörungen, seitdem sich die Bilder aus der Vergangenheit nicht mehr verdrängen ließen. Sie wollte keine Beruhigungsmittel nehmen und hatte Angst davor, als »verrückt« zu gelten, wenn sie zur Psychologin ginge. Behutsamkeit und Geduld waren jetzt gefragt. Wenn gestaute Emotionen einen Weg finden, sich zu zeigen, dann ist dies ein kostbarer Schlüsselmoment, da sie ins Fließen kommen. Je sichtbarer und je bewusster sich Gefühle zeigen, umso mehr haben sie die Chance, anerkannt, gewürdigt und transformiert zu werden. Für Frau Storchschnabel war das Wichtigste, wieder schlafen zu können und weniger Angst zu haben. Auf die Frage, was ihr dabei helfen könnte, die Angst abzubauen, lautete ihre spontane Antwort darauf: »Laufen.«

Welch kluge und intuitive Antwort! Laufen baut Adrenalin ab und reduziert den Stress. Hinzu kommt das positive Bild, dass sie sich nun bewegen – **weg**bewegen – kann! Bei den sexuellen Übergriffen sei sie starr vor Angst gewesen, erzählte sie, und es sei ihr nicht möglich gewesen, sich zu bewegen. Ich ermutigte sie dazu, so viel wie möglich zu laufen, da ihr Körper auf diese Weise sinnvoll erschöpft würde und das Durchschlafen leichter falle. Und sie würde lernen, die Angst als einen liebevollen Begleiter anzusehen, der sie jetzt darin unterstützt, sich den Wunden der Vergangenheit zu stellen.

Wenn wir uns einen Arm brechen, gehen wir zum Orthopäden. Wenn unsere Sehkraft nachlässt, gehen wir zum Augenarzt. Warum sollten wir uns also keine psychologische Hilfe holen, wenn unser Gefühlsleben unseren Alltag dominiert und unser Körperempfinden dadurch beeinträchtigt ist? Es hat einige Zeit gedauert, bis die Patientin einen Platz bei einer Traumatherapeutin gefunden hat, und dieser Schritt war alles andere als verrückt! Wir bleiben ent-rückt, wenn wir es nicht tun!

Ein weiteres Beispiel, was passieren kann, wenn wir uns nicht ablenken können oder wollen, sondern bewusst in den Kontakt treten mit dem, was unser Körper uns über die Jahre zu vermitteln versucht, ist das folgende.

Frau Mohn hatte einen Fahrradunfall. Sie durfte ihr Knie über Wochen nicht bewegen und war auf Krücken und Schienen angewiesen. Man könnte meinen, sie wäre froh gewesen, dass sie jetzt eine Zwangspause von der Arbeit hatte und sich gemütlich ausruhen konnte. Aber der Frust über ihre Bewegungseinschränkungen färbte ihre Psyche ein. Die Folge war ein Prozess der Verarbeitung von angestauter Wut und Trauer. Wut auf Kolleginnen, Dauerstreit in der Beziehung und Trauer ums Älterwerden. Von Woche zu Woche verstärkte sich bei mir der Eindruck, dass es sehr wichtig für den Heilungsprozess des Knies war, diese negativen Gefühle zuzulassen und zu spüren. Damit will ich sagen: Zum ersten Mal in ihrem Leben musste sie mit ihnen umgehen und konnte vor ihnen nicht wegrennen. Die Folge war, dass *sie über Wochen viel weinte und sich der Erschöpfung hingab. Ich besuchte sie zu Hause und wir machten kleine Rituale, um die Trauer zu würdigen und der Wut Raum zu geben. Ich hörte mir ihre Geschichten der Verletzungen an und half ihr beim Sortieren der Gefühle.*

Das Knie ist ein gutes Beispiel dafür, wie der Körper uns seine Bedürfnisse »zuflüstert«. Unsere Knie sind wunderbare Lehrmeister, sie lehren uns viel über Demut und Flexibilität gegenüber uns selbst und dem Leben. Das Knie ist unser größtes und ein häufig beanspruchtes Gelenk. Es hilft beim Ausbalancieren des Körpers.
Gefühle, die mit viel Aufregung einhergehen, machen manchmal weiche Knie. Viel Stress und hohe Belastung lassen die Knie versteifen. Aus meiner Praxiserfahrung kann ich nur sagen, dass emotionale Themen bei Kniegelenken immer mit beachtet werden sollten.

Stelle dir bei Knieproblemen folgende Fragen:

· *Wie schreite ich voran?*
· *Fällt es mir leicht, Vertrauen zu haben?*
· *Bin ich sehr ehrgeizig?*
· *Reagiere ich mit Vertrauen auf Veränderungen?*
· *Wie beweglich und flexibel bin ich?*
· *Will ich die Kontrolle wahren?*
· *Bin ich chronisch überlastet?*
· *Bin ich sehr diszipliniert oder beherrscht?*

Jede Botschaft, jeder Gedanke, jedes Gefühl, jede Handlung, jedes Wort löst eine Reaktion im Körper aus. Zieht er sich zusammen oder dehnt er sich aus? Wenn es einen Zusammenhang zwischen einer inneren Botschaft des Körpers und den äußeren Umständen gibt, sollten sie gemeinsam betrachtet werden. Das hilft der Selbsterkenntnis und wir gewinnen dadurch mehr Handlungsspielraum, um vielschichtiger auf den Genesungsprozess einwirken zu können.

Wir erinnern uns: Körper und Seele bilden eine Einheit. Durch den Einfluss der Seele (Psyche) auf den Körper (Soma) können wir Beschwerden entwickeln. Von psychosomatischem Leiden sprechen wir, wenn der Arzt keine organischen Ursachen findet, die Beschwerden aber trotzdem real da sind. Wenn bei dir eine Beschwerde vorliegt in Bezug auf deine Körperlandschaft, kann dir der folgende Beschwerdenkompass eine Stütze sein, emotionale Ursachen dafür zu erkennen. Wichtig ist mir dabei zu erwähnen, dass jeder Mensch einzigartig ist und es deswegen keine allgemeingültigen Ursache-Wirkungs-Beziehungen gibt. Bitte beachte bei den aufgeführten Beschwerden die verschiedenen Fragestellungen. Fühle ganz individuell, mit welcher der Aussagen du in Resonanz gehst. Diese Auflistung dient als Inspiration und sollte nicht als ultimative Wahrheit zur Ursache von Krankheiten missverstanden werden. Sie basiert auf meinen Erfahrungen, auf meinem Körperwissen. Manchmal passiert gar nichts, und das ist auch völlig in Ordnung.

Beschwerdenkompass

Hast du Beschwerden in diesen Bereichen der Körperlandschaft, dann können dir diese Fragen als Kompass dienen, um zu verstehen, welcher seelische Aspekt hinter der körperlichen Manifestation stecken könnte. Geh in Kontakt mit den Antworten, beziehe sie bei deinen Beschwerden mit ein und spüre, ob eine Linderung dadurch eintritt.
Der Ort des Schmerzes kann uns schon einen ersten Hinweis geben, welches Thema zum Ausdruck kommen will. Das Körperflüstern will dich vielleicht gerade hier besonders auf seelische Prozesse aufmerksam machen.

Beschwerden am Fuß

Bist du geerdet? Wie schreitest du voran? Wo zieht es dich hin? Fühlst du dich wohl, wo du gerade lebst? Wie bist du beheimatet? Wie sicher, wie selbstsicher bist du? Hast du Existenzängste? Nähren dich deine

Wurzeln? Bist du vertraut mit deinen Wurzeln (mit deinen Ahnen)? Bist du unentschlossen?

Beschwerden am Unterschenkel

Bist du unterschwellig wütend? Nimmst du etwas schnell zu persönlich? Neigst du dazu, schnell auszuweichen? Würdest du gern jemandem gegen das Schienbein treten? Magst du nicht weitergehen?

Beschwerden am Knie

Wie gehst du mit Demut um? Wie gehst du mit Angst um? Bist du unbeugsam? Wovor »zittern dir die Knie vor Angst«? Reagierst du mit Vertrauen auf Veränderungen? Wie beweglich und flexibel bist du?

Beschwerden an der Hüfte/am Becken

Lebst du aus der Kreativität deines Beckens heraus? Darf hier dein Zentrum sein? Wie geht es dir innerlich, wenn du allein bist? Wie lebst du deine Sexualität? Wie flexibel bist du? Hast du Angst vor Liebe? Sehnst du dich nach Beziehung? Wie lebst du deine Weiblichkeit? Wie lebst du deine Männlichkeit? Wie ist es um dein Gleichgewicht bestellt?

Beschwerden am Oberschenkel

Kannst du mit beiden Beinen gut auf der Erde stehen? Kommst du im Leben gut voran? Machst du dir viele Sorgen um die Zukunft? Hast du ein schwaches Selbstbild von dir? Speicherst du alten Kummer?

Beschwerden am Kreuzbein

Wie lebst du deine Lust? Wie lebst du deine Kreativität? Fühlst du dich verbunden mit dem Kosmos? Wie steht es um deine finanzielle Sicherheit? Bleibst du auf altem Schmerz sitzen?

Beschwerden im Lendenwirbelbereich/am unteren Rücken

Wie lebst du deine Sexualität? Verweigerst du dich dem Genuss? Neigst du zu Selbstvorwürfen? Haftest du an der Vergangenheit? Bist du unentschlossen? Hast du sexuelle Schuldgefühle? Gibt es Belastungen, die dir »das Kreuz brechen« könnten?

Beschwerden im Brustwirbelbereich

Wie flexibel bist du? Hast du genug Raum zur Entfaltung deiner Bedürfnisse? Bist du stark mitfühlend? Neigst du dazu, dein Herz schnell zu verschließen? Fühlst du dich vom Leben benachteiligt? Fällt es dir leicht, das Leben so anzunehmen, wie es ist? Nimmst du dir alles schnell »zu Herzen«?

Beschwerden im Halswirbelbereich/am Hals

Hast du Angst oder Sorge, deiner Stimme Ausdruck zu verleihen? Was verschlägt dir die Sprache? Denkst du, dass du nicht wichtig genug bist? Nimmst du viel Rücksicht auf andere? Bist du traurig? Wie gehst du mit Anstrengung um? Fühlst du dich überlastet? Füllst du deinen Raum voll aus und schenkst dich in aller Fülle der Welt, oder hältst du Teile von dir zurück? Wo hältst du dich aus Angst zurück?

Beschwerden am Kiefer

Schluckst du mehr, als du verdauen kannst? Kannst du kommunizieren, was dir wichtig ist? Bist du verbissen? Hast du Vertrauen ins Leben? Fällt es dir schwer, Entscheidungen zu treffen? Ist »Zähne zusammenbeißen und aushalten« ein typisches Verhaltensmuster von dir? Kannst du die Wut auch zum Ausdruck bringen?

Beschwerden am Schädel/Kopf

Wie gehst du mit Geduld um? Willst du kontrollieren? Bist du schnell kritisch? Was macht Chaos mit dir? Leugnest du deine eigene Spiritualität? Wie gehst du mit deinem intuitiven Wissen um? Hältst du an alten Denkmustern fest? Bist du starrköpfig? Was bereitet dir »Kopfzerbrechen«?

Beschwerden am Brustkorb

Fühlst du dich dankbar? Verschließt du dich dem Leben? Bist du zu offen gegenüber dem Leben? Fühlst du dich beschützt? Brauchst du Geborgenheit? Kannst du frei atmen? Nimmt dir etwas die Luft zum Atmen? Was schnürt dir das Herz ab? Neigst du zum Bemuttern? Wie steht es um dein Selbstwertgefühl?

Beschwerden am Bauch

Was schlägt dir auf den Magen? Was schmeckt dir? Bist du ungeduldig? Hast du unverdaute Erinnerungen? Geht dir etwas »an die Nieren«? Fühlst du dich entgleist oder verstopft? Hast du schlimme Befürchtungen? Wie gehst du mit unbekannten Veränderungen um? Wovor hast du »Schiss«? Was findest du »zum Kotzen«?

Beschwerden am Schulterblatt

Was lastet auf deinen Schultern? Schulterst du zu viel? Nimmst du vieles zu ernst? Ringst du mit deiner Kraft? Wie gehst du mit Verantwortung um? Wie steht es um die Leichtigkeit in deinem Leben? Wie hartnäckig bist du?

Beschwerden am Oberarm

Kannst du Last abgeben? Kannst du dich selbst umarmen? Fühlst du dich abgelehnt? Kannst du dich freuen?

Beschwerden am Ellbogen

Strengst du dich an? Führst du Machtkämpfe aus? Willst du deinen Willen durchsetzen? Wie gehst du mit Richtungswechseln um?

Beschwerden am Unterarm

Neigst du zum Festhalten? Fürchtest du dich vor etwas?

Beschwerden an der Hand

Was willst du erschaffen? Sind dir bei einem wichtigen Thema »die Hände gebunden«? Fühlst du dich handlungsfähig? Wie drückst du deine Bedürfnisse aus? Darfst du mächtig sein? Wie steht es um deine Leichtigkeit? Wie behandelst du dich? Wie kommunizierst du nach außen? Was willst du anpacken? Was willst du loslassen?

Jede Körperlandschaft hat einen anderen Aspekt, was du allein durch die Fülle der Fragen sehen konntest. Ich selbst hatte einige Zeit sehr starke Schmerzen in den Unterschenkeln, meine Muskeln taten mir bei Bewegung und im Ruhezustand weh. Es hat einige Zeit gebraucht, bis ich plötzlich mein Körperflüstern verstand. Ich war wütend. Sehr wütend sogar, und ich habe meine Wut unterdrückt. Also ging ich in den Wald und habe abgestorbene Äste gesucht, an denen ich meiner Wut freien Lauf lassen konnte. Danach war der Schmerz in der Wade weg. Wenn er sich jetzt ab und an meldet, ist das ein klarer Hinweis: Tala, fühle hin und such eine Lösung, entlade dich. Somit sind mein Wadenschmerz und ich alte Vertraute.

GEFÜHLE UND EMOTIONEN

Sind Gefühle das Gleiche wie Emotionen? So kann man die Begrifflichkeit »Gefühl« von der »Emotion« unterscheiden: »Emotion« ist lateinisch und setzt sich aus »ex« und »movere« zusammen – Bewegung nach außen. Im Unterschied dazu sind »Gefühle« der Ausdruck unserer wahrgenommenen Emotionen. Diesen Ausdruck schaffen wir selbst. Auf unsere Gefühle können wir willentlich Einfluss nehmen, auf die Emotionen nicht. Wir haben Basisemotionen, die uns mit allen Menschen verbinden, unabhängig von unserer kulturellen Prägung, wie zum Beispiel Freude, Ärger, Angst, Überraschung, Trauer und Ekel; sie wirken als Urinstinkt. Diese Emotionen lassen sich nicht unterdrücken, sie kommen effektartig, als Impuls zum Vorschein. Hier sind mentale und körperliche Prozesse gekoppelt und veranlassen uns so zu Handlungen. An der Mimik kannst du ablesen, ob sie wirklich echt gemeint sind, da sie effektartig zum Ausdruck kommen. Wenn wir uns freuen, lachen wir; wenn wir uns ekeln, verziehen wir das Gesicht; bei Angst zucken wir zusammen, erstarren oder laufen weg. Emotionen sind somit Reaktionen, welche durch Wahrnehmung und Gedanken *instinktiv* ausgelöst werden. Von diesen Emotionen können wir uns nicht befreien, sie gehören ein Leben lang zu uns.

Ein Gefühl hingegen wird beeinflusst durch eine vorangegangene Emotion. Ein einfaches Beispiel: Du hast Angst. Daraus resultiert das Gefühl von: Beunruhigung, besorgt sein, misstrauisch, phobisch, eingeschüchtert, paranoid oder abwehrend. Ein weiteres Beispiel: die Uremotion Trauer. Die daraus entwickelten Gefühle können sein: sorgenvoll, unwürdig, getroffen, zerbrechlich, desolat, weinerlich, strafend oder über-empfindlich.

Gefühle können wir willentlich beeinflussen – durch beruhigende Selbst-suggestionen, positive Imaginationen und Affirmationen oder durch andere Formen von Entspannungstechniken. Autogenes Training, Atemtherapie nach Middendorf, Muskelentspannung nach Jacobson, geführte Meditationen, Qigong, Feldenkrais, Eutonie, Hypnose und Massagen können helfen. Vom Entspannungstyp hängt es ab, welche Methode für dich infrage kommt. Wenn du suchend bist, dich durch Regeln nicht eingeengt fühlst und dich lieber bewegst, statt still zu sitzen oder zu liegen, dann ist Yoga vielleicht das Richtige für dich.

Das Alphabet der Gefühle

Wieso ist es überhaupt wichtig zu lernen, mit der Gefühlsvielfalt umzu-gehen? Aus dem einfachen Grund, dass die meisten Emotionen und die daraus folgenden Gefühle meist als »negativ« abgespeichert sind oder wir keine gute Erfahrung haben, mit dem wertvollen Potenzial umzuge-hen, das hinter einer Emotion stecken kann.

Gefühle sind wie das Alphabet, sie unterstützen unseren inneren Aus-druck und helfen beim Sortieren und Einordnen. Sie haben einen ent-scheidenden Anteil an unserer Kommunikation und erleichtern diese oder machen sie überhaupt erst möglich. Je besser wir sie differenzieren können, umso klarer sind wir innerlich. Hinzu kommt, dass wir unserer Mitwelt besser mitteilen und selbst besser ausdrücken können, wie es uns innerlich geht.

Aus meiner persönlichen, praktischen Erfahrung kann ich sagen, dass vier Emotionen die Hauptursachen für psychosomatische Beschwerden sind:

- *Angst,*
- *Scham,*
- *Wut,*
- *Trauer.*

Gefolgt von der Emotion der Leere und dem starken Wunsch, die Freude als andauerndes Lebensgefühl halten zu wollen. In allem ist etwas Gutes angelegt. Nichts am Körper ist sinnlos! Hätte die Evolution das Empfinden dieser Emotionen als nutzlos erachtet, wäre es nicht in uns angelegt. Wir sind bloß ungeübt, einen sinnhaften Nutzen aus ihnen zu ziehen. Wir haben keine Übung darin, an uns selbst wertzuschätzen, dass wir fühlende Wesen sind.

Hinzu kommt, dass es unserem Verstand nicht behagt, unserer emotionalen Intelligenz mehr Raum zu geben. Wir neigen zu **denken**, dass, wenn wir **fühlen**, wir die Kontrolle über unser Selbst verlieren. Dabei ist es wichtig, dass Gedanken und Gefühle im Einklang sind, wir fühlen uns dann »eins«, »zusammen« oder vollständig. Gefühle sollten wie Gäste kommen und gehen dürfen, aber man sollte sie nicht stationär bei sich aufnehmen. Es ist überhaupt nichts dabei, wenn wir uns ab und zu ärgern oder wütend sind, die Frage ist nur, wie lange.

Was hinter Gefühlen stecken kann

Da viele Menschen dazu neigen, den Fokus auf den Mangel zu richten, lass uns mal einen Perspektivenwechsel versuchen.

Warum empfinden wir Trauer? Wozu dient die Angst? Wieso sind wir wütend? Heilsame Potenziale hinter den Emotionen können sein:

Trauer

Trauer zeugt von der Fähigkeit zu lieben und Anteil zu nehmen. Unsere Fähigkeit zu Empathie kommt dadurch zum Ausdruck.

Angst

Angst zeigt uns, was wir wirklich brauchen. Sie trägt den Keim von Mut, Tapferkeit und Überlebenswillen in sich.

Wut

Wut besitzt das Potenzial, unsere Kreativität zu stärken, sie zeigt uns und anderen unsere Kraft, regt unsere Motivation an und weckt den Sinn für die Gerechtigkeit. Sie hilft uns, unsere Grenzen besser zu spüren.

Scham

Scham schützt unsere Intimität. Wenn wir rot werden, zeigt der Körper seine innere Gefühlsregung, macht sie nach außen sichtbar.

Übung 19
W-Fragen

Nicht immer ist uns bewusst, was uns bewegt oder warum wir etwas tun oder lassen. Gedanken und Emotionen sind nicht immer handlungslogisch und entziehen sich manchmal der Steuerung unserer Kontrolle. Darum ist es ratsam, sich bewusst dafür Zeit zu nehmen und sich ganz konkret die klassischen W-Fragen zu stellen. Wann? Wo? Was? Warum? Wer? Wie? Diese Fragen helfen beim Sortieren unserer inneren Haltung, und sie helfen uns zu unterscheiden.

Hier einige Beispiel-Fragen:
Was: Was tut meinem Körper gut?
Wer: Wer kann mich dabei unterstützen?
Was: Was tue ich selbst dafür?
Wie: Wie gehe ich gerade mit mir um?
Warum: Warum gehe ich so mit mir um?
Wann: Wann habe ich mich zuletzt wohlgefühlt?
Wo: Wo fühle ich mich am wohlsten?

Nehmen wir uns die Zeit, sinnvolle Fragen zu stellen, dann machen wir den ersten Schritt, um zur Lösung des Problems zu kommen. Die Antworten können von Tag zu Tag variieren, dennoch können die W-Fragen eine Stütze sein, um aus dem Labyrinth von Orientierungslosigkeit herauszufinden und eine mögliche Lösung zu finden.

AFFIRMATION

ALLE ANTWORTEN SIND IN MIR. HARMONIE, FRIEDEN UND
WOHLBEFINDEN WIRKEN DURCH MICH.
ICH BIN NICHT MEIN GEFÜHL.
ICH BIN NICHT MEIN GEDANKE.

Kleine Körperkunde

Das erwachsene Herz schlägt im Durchschnitt 70-mal pro Minute.

Das Kinderherz schlägt im Durchschnitt 100-mal pro Minute.

Das neugeborene Herz schlägt im Durchschnitt 130-mal pro Minute.

Das Herz der Frau schlägt schneller als das des Mannes.

Im Laufe eines Lebens schlägt ein Herz bis zu vier Milliarden Mal.

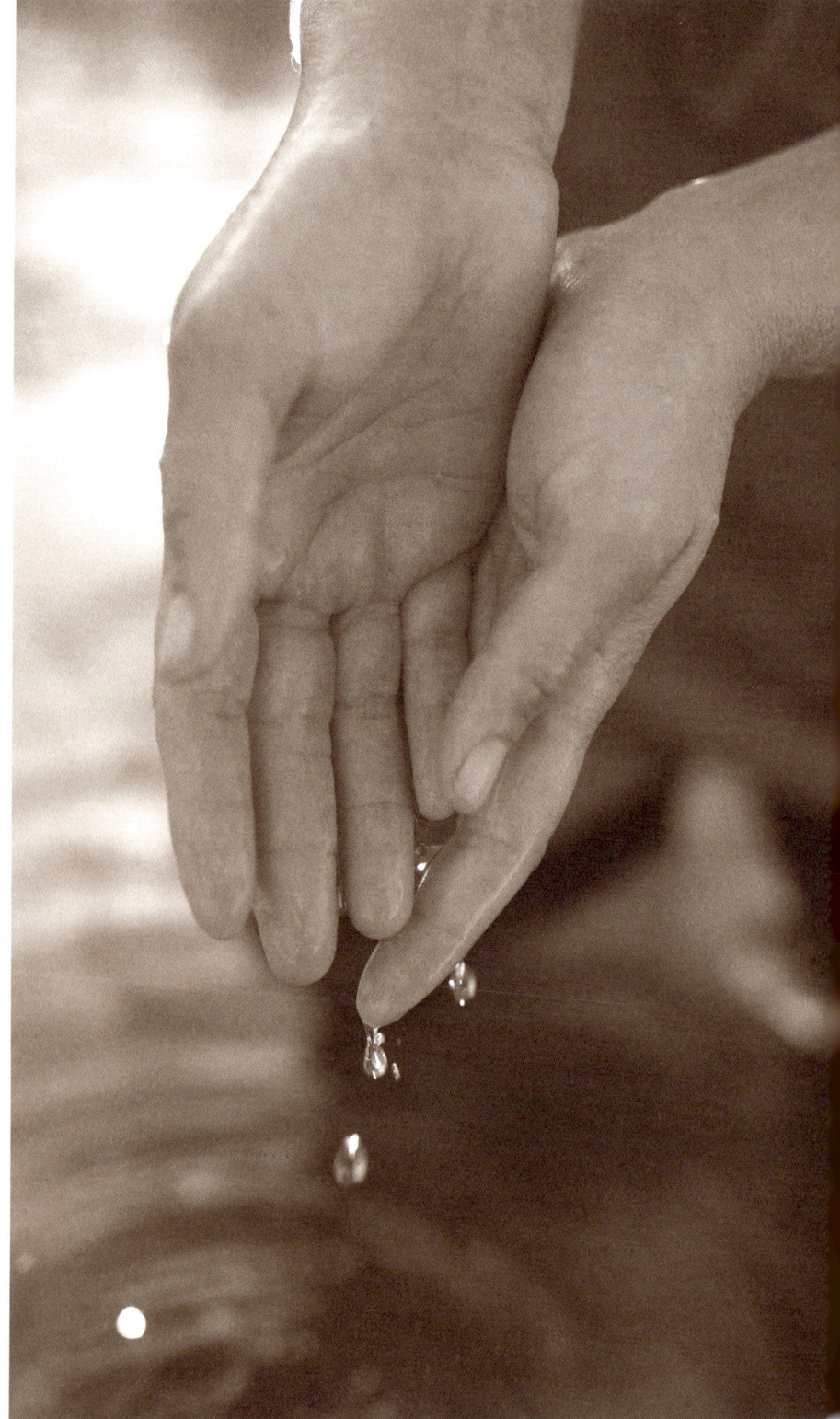

KAPITEL 6:
DIE LEBENSKRAFT – DER PULS DES LEBENS

———

Was du für dein Herz tust, wirkt ewig.

In diesem Kapitel werde ich auf den heilsamen Begriff der »Lebenskraft« oder »Lebensenergie« eingehen, von den Yogis als »Prana« bezeichnet, von der traditionellen chinesischen Medizin als »Chi« und der japanischen als »Ki«. Außerdem werde ich einige Anregungen geben, wie wir unsere Vitalität nähren können, sofern wir es wollen.

DER STÄNDIGE FLUSS DER ENERGIE

Die Lebensenergie gilt als jene Kraft, die sowohl den Körper als auch das Bewusstsein ernährt. Der freie Fluss der Lebenskraft ist eine wesentliche Voraussetzung für Wohlbefinden und Gesundheit. Unser Leben ist ein vielschichtiger Prozess, der keine gerade verlaufenden Trennlinien hat. Wir sind feinstoffliche, menschliche, sinnliche, magische Geschöpfe. Ich erinnere noch einmal daran: Durch unseren Körper sind wir angebunden an die Gesetzmäßigkeiten des Kosmos und an die stofflich-erdgebundenen Weisheiten. Unser Körper ist somit Teil des Himmels und Teil der Erde.

Wenn wir verstehen, dass unserer Körper in einer wechselseitigen Beziehung zu allen anderen Lebensformen steht, dann fühlen wir uns verbunden. Wir sind nicht losgelöste, isolierte Individuen, sondern leben in naturgebundenen Abhängigkeiten. Harmonie ist die Quelle unseres Wohlbefindens. Leben wir als Mensch nicht im Einklang mit unserer natürlichen oder sozialen Umwelt, handeln wir im Ungleichgewicht zur universellen Ordnung. Sich mit Gleichgewicht und Disharmonie vertraut zu machen, ist gute Medizin. Wobei ich hier erwähnen möchte, dass ich mit Medizin nicht den üblichen Gebrauch als Arznei meine. Gute Medizin, die deine Lebenskraft fördert, kann vieles sein: Gebet, Lebenskrisen, Natur, Schrecken, Musik, Zuwendung und Kunst. Alles, was dem kreativen Wachstum der Seele dient, bringt diese Lebensenergie in Schwung.

DAS LEBEN SELBST IST DER ULTIMATIVE LEHRMEISTER,
WENN ES DARUM GEHT, MIT UNSERER LEBENSKRAFT
IN KONTAKT ZU KOMMEN.

Befassen wir uns mit dem Begriff der Lebenskraft, sollten wir uns immer wieder vergegenwärtigen, dass wir uns in einer durch und durch beseelten Welt befinden. Eine Welt, in der alles in Bewegung ist und aus Energie besteht. Diese Energie erzeugt Materie und wandelt sie ununterbrochen. Was Liebe ist, kann uns kein Elektronenmikroskop dieser Welt sichtbar machen – wir müssen sie selbst erfahren. Das Gleiche gilt für das Reich der Energie. Wir können unsere Seele nicht stofflich erfassen, aber wir wissen, dass sie unseren Körper belebt. Wir können genauso wenig nach der Luft greifen, dennoch fühlen wir mit jedem Atemzug, dass sie unsere Lebendigkeit ausmacht. Lebenskraft ist wie ein unsichtbarer Motor, der unseren Lebensfluss ins Fließen bringt. Die Lebenskraft zeichnet aus, dass sie nie trennend wirkt, sondern immer verbindend. Wie der Ozean, vertraut mit Ebbe und Flut, Tag und Nacht, Winter und Sommer, Geben und Nehmen, Empfangen und Weitergeben, Fließen und Stagnieren, Werden und Vergehen, erinnert sie uns an die verbundene Einheit von allem.

Für mich lässt sich Lebenskraft am besten mit der Symbolik des Wassers beschreiben. Wasser verbindet mich mit dir. Wasser verbindet alle Dinge miteinander und ist Leben in ewiger Bewegung. Wasser ist eine reinigende Kraft. Wasser nimmt verschiedene Formen an, mal ist es Dunst, Regen, Schnee, Hagel, mal ist es der Ozean, der Fluss, der Bachlauf und mal auch nur eine Pfütze. Unsere Lebenskraft kann übersprudeln, dann fühlen wir uns vital und sind voller Tatendrang. Fließt sie nur tröpfchenweise, erleben wir uns müde oder ausgelaugt. Stagniert unsere Lebenskraft, kommt es zu Krankheit oder Tod. Je gravierender die Störung der Strömung ist, umso geschwächter ist die Vitalkraft. Sanft und harmonisch sollte sie in uns zirkulieren. Fließt alles zu langsam oder zu schnell, gerät unser Körper aus dem Gleichgewicht.

Gehen wir von der Annahme aus, dass die Lebenskraft die Grundlage allen Lebens und aller Materie ist, dann ist sie für den Erhalt unserer körperlichen Funktionen von großer Bedeutung. Darum ist es so wichtig, die Lebenskraft zu pflegen, zu hüten und zu nähren. Sie bildet das Fundament von geistiger Flexibilität, Leistungsfähigkeit, Durchsetzungsvermögen, Vitalität und Lebensfreude.

Kommen wir mit dieser Kraft innerlich in Berührung, fühlen wir uns harmonisiert. Du kennst es sicherlich, wenn du viel gearbeitet und stundenlang routinemäßige Abläufe hinter dich gebracht hast. Dann kommt unweigerlich das Gefühl auf, dass sich etwas in dir wieder aufladen möchte. Machst du Urlaub oder brichst aus der Routine aus, regeneriert sich die Lebenskraft wieder. Die Lebenskraft wird nur lebendiger durch unsere Handlungen, daran sollten wir uns so oft wie möglich erinnern.

Wissenswertes über die Lebenskraft

Bekommen alle Menschen gleich viel Lebenskraft mit bei der Geburt? Für die Beantwortung dieser Frage habe ich Irmhild Kaiser, Dozentin für Körperarbeit und chinesische Medizin, befragt. Sie sagt: »Lebenskraft lässt sich nicht wirklich quantitativ erfassen – wir *sind* Lebenskraft. Und natürlich gibt es Faktoren, die die ursprüngliche ›mitgegebene‹ Lebenskraft beeinflussen, weil diese von unseren Ahnen kommt, und man sagt, wenn die Eltern bei der Zeugung älter oder die Umstände während der Schwangerschaft ungünstig sind, dann kann das schon die Lebenskraft beeinflussen.«

Wie verbraucht sich die Lebenskraft? Was stärkt die Lebenskraft? »Die Lebenskraft verbraucht oder besser verändert sich durch das Leben, durch die Lebensdauer. Ein grundlegender Pfeiler in der chinesischen Medizin wird als Yang Shen bezeichnet – so nennt sich die Lebenspflege, der Umgang mit unserer Lebenskraft. Das schließt Selbsterkenntnis und das Verstehen um die Gesetzmäßigkeiten des Lebens mit ein. Kurz und konkret gesagt: der richtige Umgang mit Essen, Atmen, Bewegung, Ruhephasen, Lust und den entsprechenden jeweiligen Lebensphasen. Wenn wir unsere Lebenskraft weise einsetzen, reicht diese so lange, bis unser Leben erfüllt ist. In den Schriften der alten Gelehrten geht man von 120 Jahren aus.«

Was macht Lebenskraft mit unserem Körper? Sie ist der Puls des Lebens selbst. Je besser sie durch alle deine Organe und Gewebe fließt, umso stabiler ist unsere Abwehr. Die Chinesen sagen, sie fließe in Kanälen durch den Körper, die man Meridiane nennt. Wenn wir viel Lebensenergie zur Verfügung haben, können wir flexibler auf die Stürme des Lebens reagieren, und sie hauen uns nicht so schnell um.

Nachfolgend will ich Anregungen geben, warum es kostbar ist, dieses Lebenselixier in uns zu wahren. Zunächst möchte ich darauf eingehen, was unsere Lebenskraft schwächt, dann gebe ich einige Anregungen dazu, was wir tun können, um diese Kraft zu stärken. Bitte prüfe selbst, was für dich funktioniert und was nicht.

Da ich im vorherigen Kapitel bereits über die Ernährung geschrieben habe, werde ich diesen Aspekt hier außen vor lassen. Zur Nahrung ist es mir in Bezug auf die Lebenskraft nur noch wichtig zu erwähnen, dass Lebensmittel auch Energie sind. Nahrungsmittel mit einem hohen Energieniveau, wie zum Beispiel Wildkräuter oder biologisch-dynamische Lebensmittel, haben eine höhere Energie. Veränderte, verarbeitete, chemisch belastete oder radioaktiv bestrahlte Nahrungs-mittel schwingen kaum noch und senken somit auch das Energieni-veau in deinem Körper. Auch Hormone im Trinkwasser oder Fleisch haben einen Einfluss auf dein Energieniveau und deinen Stoffwechsel. Über die Wahl unserer Lebensmittel haben wir somit viel Einfluss, um unsere Lebenskraft zu stärken.

Was die Lebenskraft schwächt

Gehen wir davon aus, dass die Lebenskraft eine ausgleichende Energie ist, dann wird sie durch alle Extreme geschwächt. Rastlosigkeit, ewige Suche, Hyperaktivität, jede Form von Übertreibung, ständiges Verän-dern oder Unkontrolliertheit schwächen deine Kraft.

Die Lebenskraft erinnert uns immer wieder an das richtige Maß. Wo-bei es nicht darum geht, enthaltsam oder sparsam mit uns selbst zu sein. Wenn wir sehr beschäftigt sind, viel von unserer Energie nach außen fließt, brauchen wir einen ausgleichenden Gegenpol. Das kann Medi-tation sein, sinnfreies Schlendern oder Auf-der-Parkbank-Sitzen und Nichtstun. Die Ausgewogenheit ist wichtig, und zwar in beide Richtungen – nicht nur zu viel Aktivität schwächt, sondern auch zu viel Passivität. Wir sollten uns somit in Bezähmung üben, damit wir nicht von einem Extrem ins nächste fallen. Um auf das Beispiel des Urlaubs zurückzukommen: Bist du schon mal *nicht* erschöpft in den Urlaub gefahren? Die meisten von uns kommen auf dem Zahnfleisch daher, sind völlig ausgelaugt und fallen von einem Extrem ins nächste: erst der Jobstress und im Urlaub die völlige Passivität. Und dann wundert man sich, wieso die Erholung nicht den gewünschten Erfolg gebracht hat. Dafür gibt es eine einfache Erklärung: Lebenskraft kann so nicht angereichert werden.

WENN ZWEI GLEICH STARKE KRÄFTE AN EINEM SEIL IN ENTGEGENGESETZTE RICHTUNGEN ZIEHEN, BEWEGT SICH TROTZ HOHEM KRAFTAUFWAND NICHTS. IN UNSEREM FALL HEISST DAS: DIE LEBENSKRAFT VERBRAUCHT SICH, WEIL SIE NICHT WEISS, WOHIN SIE FLIESSEN SOLL.

Übe einen sparsamen Umgang mit deiner Kraft, und zwar im Alltag. Sag zum Beispiel das dritte Treffen in der Woche ab. Und nicht jedes Wochenende muss durchorganisiert sein. Keine Termine und Verpflichtungen zu haben ist großartig! Greif nicht sofort zum Smartphone, wenn du das Gefühl hast, die Langeweile will sich gerade in dir ausbreiten. Versuche, nicht alles unter einen Hut zu bringen. Sorge für einen Kräfteausgleich, indem du zum Beispiel die materiellen und die spirituellen Aspekte des Lebens aufeinander abstimmst. Lieber von allem ein bisschen statt von allem zu viel.

Unsere Lebenskraft wird auch geschwächt, wenn wir zu viele destruktive Gedanken haben. Gedanken formen unsere täglichen Gewohnheiten. Wenn zu viel Destruktivität deine Gehirnaktivität besetzt, ist der Kanal für belebende Lebensenergie »verstopft«.

Das »Maß aller Dinge« lässt sich auf alle wichtigen Lebensbereiche anwenden. Wenn die Lebenskraft aus dem Gleichgewicht gerät oder durch schlechte Haltung, schlechtes Essen, unzureichendes Atmen, Narbengewebe oder zu viel psychologischen Stress blockiert ist, dann sollten wir uns darum bemühen, sie wieder auszubalancieren.

Das Gift des Zweifels

Von den vielen Gedanken, die wir denken können, ist der Zweifel wohl mit der hinderlichste. Negative Selbstprophezeiungen, Unsicherheit und beschränkende Annahmen unserer Persönlichkeit führen dazu, dass wir kein Vertrauen haben. Zweifel nähren den Wettbewerb und füttern den Vergleich: »Ich bin nicht so gut wie … Mein Körper ist nicht so schön wie … Ich müsste so oder so sein. Würde ich doch mehr tun …« Zweifel erheben den Anspruch, dass wir zu allen Zeiten perfekt sein müssen. Er ist nicht nur Gift für die Lebenskraft, sondern auch für dein emotionales Herz und deinen Körper. Wenn wir zweifeln, lenken wir uns ab, weil wir uns nicht selbst annehmen oder zu einem Entschluss durchdringen können. Unentschlossenheit führt dazu, dass wir hin- und hergerissen sind. Die Energieausrichtung kann sich nicht fokussieren und unsere Kraft verrinnt. Lassen wir einmal alle Zweifel weg, fühlen wir uns freier, und vor allem sind wir dann befähigt, für uns selbst zu sorgen. Es ist gut, die inneren Kritikerinnen und Kritiker in uns verstummen zu lassen, wenn sie uns nicht dienen.

Dabei ist es hilfreich, seinen inneren Wahrnehmungsraum zu weiten. Dazu braucht es eigenverantwortliches, erwachsenes Denken. Warum zweifle ich? Woher kommt dieser Gedanke? Wie ist meine ureigene individuelle Wahrnehmung darin? Was für ein körperliches Bedürfnis will sich dadurch ausdrücken? Wie ist meine emotionale Regung dazu? Welche Interpretationen von außen füge ich unbewusst hinzu, die vielleicht gar nicht stimmen?

Bei mir persönlich meldet sich der Zweifel oftmals beim Schreiben. Immer wenn ich etwas zu Papier bringen soll, fühle ich eine tiefe Einsamkeit. Ich habe dann das Gefühl, dass meine Deutschkenntnisse nicht ausreichen, um mich auszudrücken. Das Gefühl versetzt mich in meine

Kindheit zurück, als ich, eine gebürtige Iranerin, sehr lange brauchte, um in den ersten Schuljahren Anschluss zu finden. Ich erinnere mich an eine Situation in der Oberschule, als mir meine Deutschlehrerin eine Klausur mit null Punkten vor meinen Mitschülern auf den Tisch warf und laut sagte: »Du kannst kein Deutsch!« Ich weiß noch genau, wie sehr ich mich vor der ganzen Klasse schämte.

Erst als ich begriff, dass der Zweifel aus einer ganz anderen Zeit kommt und ich mein inneres Kind mit all den Gefühlen dazu annahm, legte sich das Gefühl der starken Einsamkeit und meine Kreativität floss.

Mit jedem Zweifel berauben wir uns also unserer Eigen-Macht. Denn wenn wir Zweifel über uns bestimmen lassen, geben wir das Ruder aus der Hand. Wir werden dann ängstlich, zögerlich und unser Selbstvertrauen schwindet. Wenn wir uns im Gleichgewicht üben, können wir ein wenig milder mit uns sein und uns daran erinnern, dass wir immer wieder in allem, was wir tun, wunderbare Anfänger sind. Selbst wenn wir Fehler machen, ist das etwas zutiefst Menschliches. Auch ist nicht jeder Zweifel gleich etwas Schlechtes, er kann dir auch wichtige Warnhinweise geben, damit du mit Bedacht handelst. Wir sollten Zweifeln nur nicht zu viel Raum im Leben geben. Vertraue stattdessen den Qualitäten, die du mit in dieses Leben bekommen hast: Intuition und Vernunft, Bauchgefühl und Verstand.

Übung 20
Sei milde mit dir

Wenn der Zweifel dich mal wieder hadern lässt, hilft es, dass du milder mit dir bist und deine Gedanken anders formulierst. Bist du das nächste Mal melancholisch, müde, lethargisch, dann überleg nicht lange: »Was mache ich falsch?«, »Wieso bin ich müde?« oder »Warum bin ich träge?«. Meist kennen wir die Gründe, warum es uns nicht so gut geht. Statt mit dir zu hadern, sei milde und drück es so aus: »Ich war stark gefordert und ich habe wenig getan, um meine Batterien wieder aufzuladen. Da ist es nur natürlich, dass ich weniger Lebenskraft habe.«

Fokussiere dich etwa so:

+ Ich sorge *jetzt* für mich!
+ Jetzt gönne ich mir eine Pause zum Erholen.
+ Jetzt setze ich mich in die Sonne.
+ Jetzt fahre ich zum Schwimmen.
+ Jetzt lese ich ein schönes Buch.
+ Jetzt koche ich mir Tee und trinke ihn, wenn er noch warm ist.

Jetzt nicht lange darüber nachdenken, sondern jetzt etwas tun!

Wenn negative Gedanken uns im Griff haben und wenn wir durch sie zu viel Achterbahn fahren, befinden wir uns meist nicht im Hier und Jetzt. Lebenskraft kann sich aber in uns nur aufbauen, wenn wir in der Gegenwart sind. Sind wir mit unseren Gedanken in der Gegenwart, haben wir die Macht, unsere Gedanken bewusst zu lenken. Wir können dann die Lebenskraft bewusst rufen, indem wir etwa laut folgenden Satz aussprechen: »Lebenskraft, wachse, wachse« – oder wir machen eine geführte Fantasiereise zu dieser universellen, lebendigen Kraft.

Übung 21
Lichtmeditation
Dauer: ca. 15–20 Minuten
Ort: an einem ungestörten Platz

Diese geführte Fantasiereise soll dir helfen, dich zu entspannen, vom Alltag abzuschalten und Kraft zu tanken.
Ich nehme dich mit auf die Reise zur Quelle des Lebenslichts. Du kannst diese Reise durchführen, wann immer du das Gefühl hast, dass du Energie aufladen willst.
Leg dich für die Meditation am besten so flach wie möglich hin. Wenn du eine Kopfstütze brauchst, nimm nur ein kleines Handtuch als Kissen. Schließe deine Augen und nimm ein paar tiefe

Atemzüge. Der Atem fließt sanft durch die Nase herein und kommt langsam wieder aus der Nase hinaus. Spüre in deinen Körper hinein. Nimm wahr, wo er überall Kontakt zur Erde hat. Lass deine Knochen und Muskeln immer schwerer werden. Gib dein Gewicht ganz der Erde ab. Entspanne deinen Kiefer. Fühle, wie deine Atmung deine Bauchdenke sanft hebt und senkt. Vielleicht nimmst du noch ganz zarte Bewegungen in deinem Körper wahr – nimm sie wahr, ohne sie zu bewerten. Der Körper braucht einige Minuten, bevor er ganz runterfahren kann.

Wenn du das Gefühl hast, dass du jetzt entspannt genug liegen bleiben kannst, dann stell dir vor, wie du auf einer wunderschönen, bunten Blumenwiese liegst. Es duftet nach Sommer und die Sonne wärmt deine Haut. Die Insekten summen und du atmest gleichmäßig weiter.

Nach einer Weile nimmst du wahr, dass sich über deinem inneren Auge eine helle, leuchtende Kugel formt. Dieses Licht glänzt golden und du fühlst, dass diese Energie vom Universum kommt. Bleib mit deiner Aufmerksamkeit bei diesem Licht. Du fühlst diese reinigende und friedliche Kraft, die von dem Licht ausgeht. Du kannst dich dieser Kraft ganz anvertrauen. Du darfst dieses Licht empfangen. Merke mit jedem Atemzug, wie sich das Licht ausbreitet und sich ganz langsam über deinen Körper ausdehnt. Das Licht wird immer strahlender und immer größer und bildet eine schützende Hülle um deinen ganzen Körper. Und du lässt mit jedem Atemzug dieses Licht immer weiter in deine Körperzellen eindringen. Schicke das Licht besonders auch an die Körperstellen, die es am dringendsten benötigen, und lass es dort länger verweilen. Das Licht berührt jede deiner Zellen liebevoll.

Jede Zelle wird gereinigt und mit Licht versorgt.

Dein Körper leuchtet, und jede Zelle wird von diesem universellen, strahlenden Licht immer weiter gereinigt. Alles, was dir nicht guttut, nimmt dieses Licht in sich auf und wandelt es. Jede Anspannung in deinem Körper wird durch dieses Licht gelöst. Dieses Licht nährt dich und füllt deine Zellen mit Vitalität. Ein friedliches Gefühl stellt sich in dir ein. Du strahlst durch und durch. Dein Herz strahlt immer heller und liebevoller. Du fühlst dich geliebt und gereinigt. Genieße noch eine Weile, wie das Licht durch deinen Körper fließt und dich wärmt. Denn es gibt keine Trennung zwischen dir und dem Licht. Ihr seid eins.

Wenn du das Gefühl hast, dass du genug Energie empfangen hast, dann bedanke dich bei dem Licht und verabschiede dich von ihm. Du kannst jedes Mal wieder zu dieser Sommerwiese hinreisen, und das Licht wird dich dort besuchen kommen. Wann immer du so weit bist, öffne deine Augen und komm zurück in den Raum, in dem du bist.

Was die Lebenskraft stärkt

Die Lebenskraft ist eine lebendige Energie. Ich möchte jetzt deine Aufmerksamkeit auf Eigenschaften legen, die unsere Lebenskraft stärken. Ein Tipp vorab: Manchmal ist es wichtig, dass wir Sozialhygiene betreiben, das heißt, wenn es in deinem Leben Menschen gibt, die dir das Leben schwer machen, ist es gut, Abstand zu ihnen zu halten – ganz ohne schlechtes Gewissen! Manche Menschen neigen dazu, andere mit ihren Vorwürfen, mit unsachlicher Kritik und einer besserwisserischen Art völlig fertigzumachen. Leider nährt das auch oft unseren inneren Pessimisten. Als mitfühlende Wesen tendieren wir manchmal dazu, in Resonanz mit dieser destruktiven Energie des oder der anderen zu gehen, wir halten das Gesagte für wahr und füttern damit unsere Selbstzweifel. Mach in deinem Leben lieber Platz für Menschen, die dich respektieren, dir Kraft geben, dich wärmen und zuversichtlich sind! Eine andere wichtige Eigenschaft ist es, sich in Flexibilität zu üben. Wir erinnern uns: Je beweglicher dein Körper ist, umso beweglicher ist auch dein Geist. Wir können nur flexibel sein, wenn wir nachgeben und nicht versuchen, mit voller Kraft die Kontrolle zu behalten. Kontrolle bindet uns und macht uns abhängig. Vor allem macht sie uns davon abhängig, was andere über uns und unsere Lebensumstände denken könnten. Wir sind dann schnell angreifbar. Befreie dich selbst aus dieser Abhängigkeit, indem du selbstbestimmend anerkennst, was du brauchst und was nicht.

Übung 22
Energie tanken
Dauer: 1–2 Minuten

Unsere Atmung ist die Vitalfunktion schlechthin. Sie begleitet uns vom ersten Augenblick, in dem wir auf die Welt kommen, bis zum letzten Atemzug… wobei es an uns liegt, ob sie ein freundlicher und hilfreicher Begleiter ist oder – vor allem in späteren Lebensjahren – eine Last werden kann. Wenn wir uns mit Lebensenergie befassen, ist *bewusstes* Atmen unverzichtbar.

Stell dich bequem hin, die Beine hüftbreit auseinander, deine Arme locker seitlich am Körper hängend. Entspann deinen Kiefer ebenso wie deine Knie (nicht durchgestreckt halten). Mit dem Einatmen strecke deinen Körper zum Hohlkreuz und mache beim Ausatmen einen Rundrücken. Eine fließende abwechselnde Bewegung zwischen Ein- und Ausatmen. Danach wirst du dich belebter fühlen und mehr eins mit deinem Körper.

Übung 23
Natur als Kraftplatz
Dauer: solange es dir guttut
Ort: draußen in der Natur

Jede Energie hat eine Quelle, durch die sie gespeist wird. Die Quelle der Lebensenergie ist die Natur. Sind wir in der Natur und verbunden mit ihr, dann fließt die Lebensenergie ohne Kräfteverlust. Such dir einen schönen, ungestörten Platz in der Natur. Das kann eine Parkbank sein, ein ruhiger Platz an einem See, unter dem Schatten eines Baums oder am Strand. Wenn du magst, leg dich jetzt auf die Erde oder setze dich bequem hin und gib deinen Körper ganz der Schwerkraft hin. Atme gleichmäßig. Bei dieser Übung ist die Kunst, sich einfach nicht ablenken zu lassen von negativen Gedanken, vom Blick auf dein Smartphone oder in eine Zeitschrift, sondern schlicht die Natur, die Wolken und den Boden unter dir zu fühlen. Mir hilft es besonders, wenn ich meine Hände auf die Erde lege und die Energie von dort spüre. Ich stelle mir vor, wie die Erde im Weltall kreist und dass der Himmel das Tor zur universellen Energie ist, an die ich mich jederzeit ankoppeln kann und die mir unendlich viel Kraft zur Verfügung stellt, um für mich und die Mit-, die Umwelt zu sorgen. Wenn sich Verspannungen oder Schmerzen bemerkbar machen, dann atme ich dorthin und visualisiere das Bild, dass die Spannung sich im Universum entladen kann. Mir hilft diese Imagination zuverlässig.

Bleib so lange sitzen oder liegen, bis du einen merklichen Unterschied fühlst. Nach 10 bis 15 Minuten kommt der Körper in den Ruhemodus und kann mit der Naturkraft angereichert werden. Beende diesen intensiven Kontakt, wenn du dich ausreichend gestärkt fühlst. Bedanke dich bei dem Platz und den Elementen. Meist verlassen wir den Platz mit einem anderen Körpergefühl als bei unserer Ankunft, leichter und mit Energie aufgeladen durch die Natur.

Übung 24
Lebenskraft rufen
Dauer: 5 Minuten

Es gibt Tage, an denen sind wir einfach zu erschöpft, um körperlich noch aktiv zu sein. Eine sehr einfache Methode, um dennoch etwas Gutes für uns zu tun, ist das laute Herbeibitten der Lebenskraft durch Rufen, Singen oder Summen. Du kannst im Liegen oder in einer anderen bequemen Position immer wieder laut singen oder summen: »Lebenskraft, wachse, wachse. Lebenskraft, fließe, fließe in mir.« Wiederhole diesen Satz circa fünf Minuten lang und fühle nach, ob du dich danach lebendiger fühlst. Singen beschwingt. Oder lächelst du jetzt, weil du diese Übung doch als etwas zu schlicht empfindest? Prima! Lächeln bringt auch Lebenskraft zurück!

AFFIRMATION

DIE LEBENSKRAFT FLIESST IN MIR. ICH BIN VITAL, GESUND UND LEBENDIG. ICH BIN FLEXIBEL UND BEWEGLICH. ICH FÜHLE MICH LEBENDIG UND VOLLER ENERGIE. ALLE MEINE BEDÜRFNISSE STEHEN IM HARMONISCHEN EINKLANG ZUEINANDER UND ZU MEINER UMWELT. ICH BIN OFFEN FÜR MEINE KREATIVITÄT.

Kleine Körperkunde

Unser Gehirn ist nachts aktiver als tagsüber. Es verbraucht 20 Prozent unseres Gesamtenergiebedarfs.

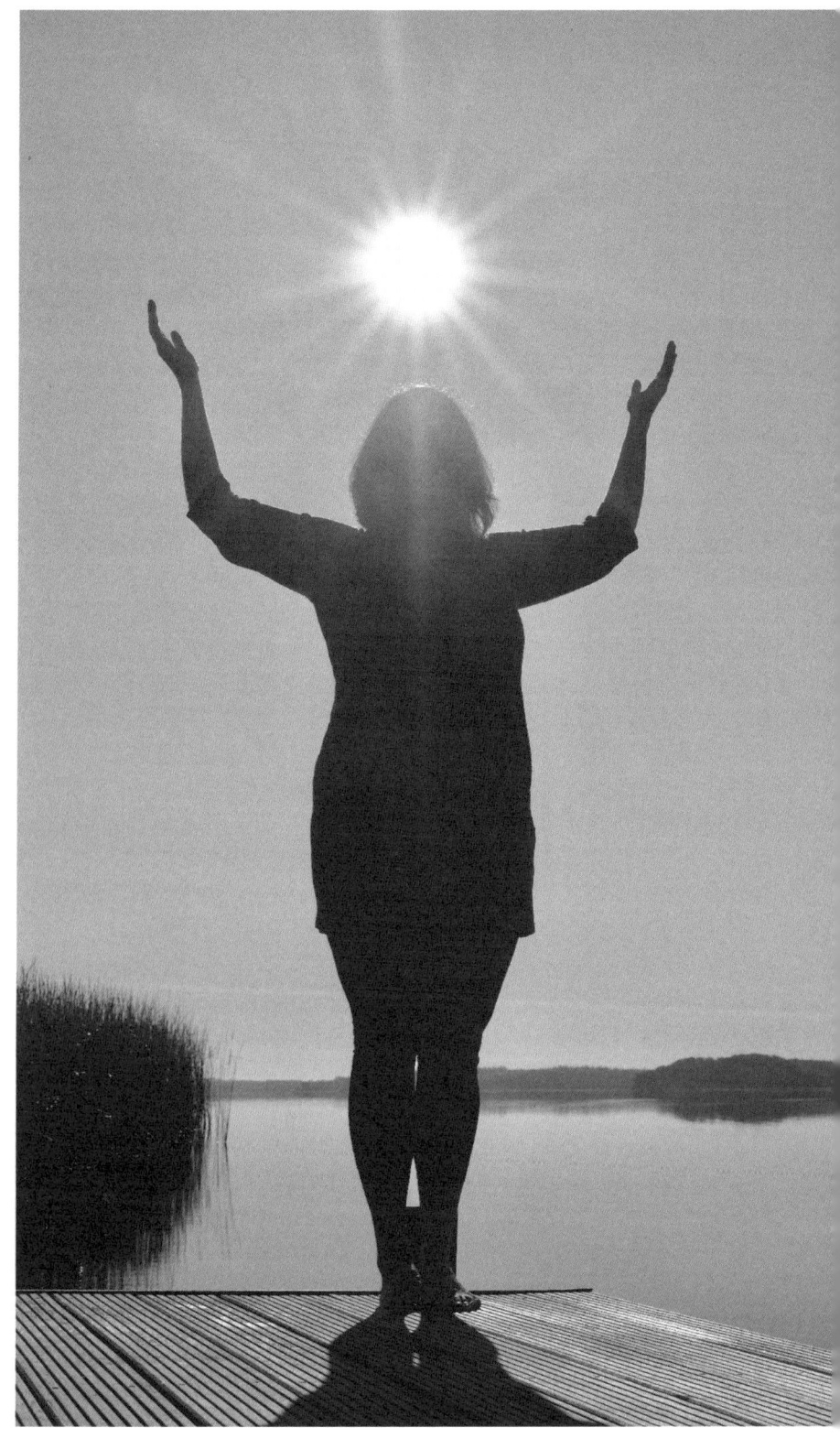

KAPITEL 7:
KÖRPERVERTRAUEN –
MEIN BEDINGUNGSLOSES
JA ZU MIR

Säe keinen Zweifel, der Geschmack der Frucht
wird bitter sein.

Nicht selten kommen Menschen zu mir, die nicht wissen, wie sie sich verhalten sollen, denn sie haben einen Krankheitsbefund, drei verschiedene Diagnosen und noch mehr Therapieempfehlungen. Dann fragen sie mich, was ich dazu zu sagen habe. Operieren lassen, Medikamente nehmen oder doch alternative Heilmethoden ausprobieren? Das Vertrauen in die eigene Wahrnehmung ist dann so geschwächt, dass Mann oder Frau häufig meinen, sie seien jetzt völlig ratlos und hilflos. Ich bin jedoch davon überzeugt, dass Wissen in jeder unserer Zellen steckt – wir müssen nur die richtigen Fragen stellen und den Antworten vertrauen.

AUF DEN EIGENEN KÖRPER ZÄHLEN

In diesem Kapitel geht es darum, Vertrauen in deine Körperweisheit zu setzen. Oft lassen wir uns viel zu schnell verunsichern, geben uns zu wenig Raum und Zeit zum Nachschwingen von Therapieempfehlungen.

Frau Ringelblume hatte an beiden Füßen einen ausgeprägten Hallux valgus, also eine Fehlstellung der großen Zehe, die zu Schmerzen beim Gehen führt, besonders beim Tragen von festem Schuhwerk. Zu enge Schuhe, Spreizfuß, schwaches Bindegewebe – all das kann einen Ballenzeh verursachen. Eine Nichtbehandlung kann zu irreparablen Veränderungen der Gelenke führen. Was wiederum weitere Folgen wie eine Versteifung des Gelenks nach sich zieht. Sie war verzweifelt und wusste nicht, was sie tun sollte. Ihr Physiotherapeut sowie ein Orthopäde rieten ihr zu Schuheinlagen und Übungen. Ein anderer Orthopäde empfahl eine baldige Operation, bevor der Hallux valgus endgültig versteift und nicht mehr ausgeglichen werden kann. Sie litt nun schon viele Jahre lang an Schmerzen und konnte diese irgendwie kompensieren.
Von mir wollte sie hören, was ich nun rate. Selbst wenn ich oftmals fühle, was dem Körper guttut, wäre es eine Anmaßung zu sagen, ich wüsste es. Ich sagte ihr ehrlich, ich könne ihr die Entscheidung nicht abnehmen, denn nur sie selbst wisse, was richtig sei. Das war natürlich nicht das, was sie von mir

hören wollte. Das Problem war: Sie hatte sich keine Rahmenbedingungen geschaffen, um wirklich einmal in den Körper hineinzuhorchen. Ich kann die Angst vor der Operation nachempfinden, da der Genesungsweg langwierig ist. Viele Menschen fürchten sich vor Operationen, aber dein Körper besitzt Intuition, ein tiefes Gefühl von »stimmig« oder »nicht stimmig«. Um Antworten zu finden, kann es hilfreich sein, den Körper mit einer flachen Hand auf dem Herzen zu berühren oder an einer Stelle, die als angenehm empfunden wird, um sich dann noch einmal diese Frage in Ruhe zu stellen. Ohne den Druck, dass sofort gehandelt werden müsste: »Wie würde ich mich fühlen, wenn ich von den Beschwerden völlig geheilt wäre? Was kann meinen Körper auf diesem Weg unterstützen? Was bin ich bereit, dafür zu tun? Ist eine OP die beste Lösung für mich?« Du wirst merken: Auch die Antwort auf diese Frage kommt eher aus dem Herz-Bauch-Gefühl.

Frau Ringelblume entschied sich letztlich für die Operation, weil wir uns in der Praxis die Zeit nahmen, in Ruhe auf die Fragen einzugehen. Ich berührte sie dafür schlicht zart in der Mitte zwischen den Schulterblättern, stellte ihr die Fragen und ließ sie einfach aus dem Herzen antworten. Manchmal kommt bei dieser Methode einfach nur ein Wort oder ein Bild zum Ausdruck. Aber dieses Wirklich-in-Kontakt-Gehen mit der Frage hilft der Bewusstwerdung, ohne dass ich als Therapeutin interveniere oder meine Empfehlungen aussprechen muss. Selbst mit dem Wissen, dass sie erst den einen Fuß und anschließend den anderen Fuß operieren lassen müsste. Ihr Körper war müde geworden nach den vielen Jahren der chronischen Schmerzen. Es war ein zartes Ja-Gefühl des Körpers, das ihr bestätigte, sie möge darauf vertrauen, dass ihr die Operation mehr diene, als sie auf Dauer schwäche. Das Ja-Gefühl der Stimmigkeit tauchte bei ihr übrigens auf in Form einer »Bildantwort«. Sie sah sich schmerzfrei durch eine Wiese laufen.

Das Körperflüstern muss sich nicht immer nur in Unbehagen ausdrücken, sondern kann sich durch Visionen, innere Bilder oder innere Stimmen vermitteln. Manche sagen auch, es sei die Quelle ihres intuitiven Wissens, aus der sie ihre Botschaft schöpfen. Plötzlich gibt es die absolute Gewissheit, dass etwas jetzt richtig entschieden ist. Ich habe Frau Ringelblume empfohlen, ganz häufig das heilsame Bild – schmerzfrei durch die Wiese zu laufen – zu visualisieren, um den Heilprozess zu unterstützen. Für den Körper ist es eine Hilfe, positive Heilbilder zu haben, da es keine körperliche Erscheinung gibt, die nicht zuvor in der geistigen Vorstellung gewesen wäre.

Übung 25
Finger-Kinesiologie

Manchmal verlieren wir den Kontakt zu unserer Körperweisheit, das Gespür für die Wirkung unserer Lebensweise oder Ernährung auf unsere Gesundheit. In diesem Fall können wir den Körper direkt fragen – und zwar mit dieser Übung aus der Finger-Kinesiologie. Das ist eine einfach zu beherrschende Methode, die überall und unauffällig und ohne eine andere Person angewandt werden kann.

Dazu sollte man wissen: Der Körper reagiert auf positiv wirkende Impulse mit Muskelanspannung und auf negative wirkende Impulse mit Muskelentspannung. Beispielhaft steht hier die Frage: »Tut mir ein Becher Kaffee morgens gut?« Die Methode ist jedoch für praktisch jede Frage anwendbar, sofern sie einen Bezug zu deinem Körper hat. Etwa Fragen nach einem Nahrungsmittel oder der Dosierung von Nahrungsergänzungsmitteln, nach Medikamenten und so weiter.

Zur Durchführung:

Lege die Fingerenden von Daumen und Zeigefinger einer Hand aufeinander, sodass die beiden Finger einen geschlossenen Kreis bilden. Stecke in diesen Kreis Daumen und Zeigefinger der anderen Hand von beiden Seiten so hinein, sodass auch sie sich zu einem Kreis schließen und aus deinen Fingern ein Unendlich-keitszeichen – ∞ – entsteht. Deine Hände sind nun miteinander verbunden.

Bevor du beginnst, denke dreimal das Wort »JA« und spüre oder stell dir vor, wie dieses JA deinen Körper bis in die Finger durch-dringt. Nun versuche, die Finger auseinanderzuziehen, und du wirst bei einem JA, merken, dass sich die Finger nicht so leicht voneinander lösen lassen. Der Kreis bleibt geschlossen. Wenn dies funktioniert, so denke auf die gleiche Weise dreimal NEIN. Lass dir dabei Zeit. Noch einmal durchatmen und ganz in Ruhe das NEIN im Körper fühlen. Nun baut sich der Muskeltonus ab, und wenn du jetzt versuchst, die Finger auseinanderzuziehen, werden sie sich leichter lösen lassen. Wenn du das »Training« mit der JA/NEIN-Variante ein paarmal wiederholt hast und es funktioniert, kannst du zur Ausgangsfrage zurückkehren. »Tut mir ein Becher Kaffee morgens gut?« Hilfreich kann sein, das Kaffeepulver an den Körper zu nehmen, auf deinen Schoß oder Bauch zu legen. Und stell dir die Frage laut: »Tut mir ein Becher Kaffee morgens gut?« Dann ziehe sanft an deinen Fingern und beobachte die Antwort. Wenn sich die Finger nicht leicht lösen lassen, antwortet dein Kör-per mit einem JA, dann ist ein Becher Kaffee für dich morgens verträglich. Sobald aber die Antwort des Körpers in der Muskel-schwäche besteht und die Finger sich öffnen, heißt das NEIN, dann verträgt dein Körper es nicht. Es schwächt deine Muskel-kraft.

Noch ein Hinweis: Du brauchst nicht viel Kraft für diese Übung. Indirekte Fragen führen zur Abflachung der sonst sehr deutli-chen Muskelreaktionen. Ungenaue Fragen führen zu unverständ-lichen Reaktionen. Die Deutung der Muskelreaktionen muss immer klar in Bezug auf die Frage stehen.

Was ist Vertrauen?

Zwischen Vertrauen und Selbstvertrauen gibt es einen Unterschied. Ersteres bezieht sich auf eine andere Person, Letzteres hat – wie das Wort schon impliziert – nur mit *dir* zu tun. Lass mich auf dieses Wort genauer eingehen, da uns das Vertrauen so oft verlässt, wenn es um unsere Körperlichkeit geht. Das Wörterbuch sagt: »Vertrauen ist die feste Überzeugung von der Verlässlichkeit, Zuverlässigkeit einer Sache.« Im besten Fall verspüren wir ein Gefühl von Sicherheit und Geborgenheit zu unserem Körper, und im schlechten Fall zweifeln wir an seiner Zuverlässigkeit, besonders dann, wenn wir chronische Beschwerden haben – sei es auf der physischen oder psychischen Ebene.

Vertrauen ist ein innerer Zustand, ein Gefühl, das uns Sicherheit vermittelt. Wie aber vertrauen wir einem Körper, wenn sein Immunsystem entgleist, bei schweren Krankheiten, oder einem Körper, der schon sehr angegriffen auf die Welt gekommen ist? Vertrauen zu haben ist ein Gebet an das Leben selbst.

OHNE VERTRAUEN SIND SOWOHL UNSER KÖRPER
ALS AUCH UNSERE SEELE VERLOREN, WEIL SIE KEINEN
ANKER IN DER GEGENWART FINDEN.

Vertrauensverlust wiegt schwer

Unser Vertrauen in den Körper ist schnell verletzt, wenn er sich schwach anfühlt. Oder weil wir ein gestörtes Verhältnis zu ihm haben. Oder weil wir nie gelernt haben, Vertrauen zu entwickeln. Wenn unser Körperempfinden uns einmal entglitten ist, brauchen wir manchmal Jahre, um uns überhaupt wieder ein bisschen im Körper beheimatet zu fühlen. Es kann viele Ursachen haben, warum wir das Zutrauen verlieren, von akuten plötzlichen Krankheiten (Herzinfarkt/Schlaganfall/Anfallsleiden) über chronische Krankheiten oder Schicksalsschläge. Ein plötzlicher Bruch, mangelnder Selbstwert, Schockerlebnisse, Angst vor der Sterblichkeit, massive Körperschmerzen (Neuralgien) oder auch Suchtabhängigkeiten können es verhindern oder erschweren, unserem Körper zu vertrauen.

Sind wir unglücklich vom Fahrrad gestürzt oder hatten wir einen Auto-unfall, braucht es einige Anläufe, bis wir uns wieder sicher fühlen auf dem Rad beziehungsweise im Straßenverkehr. Eine Patientin brauchte ganze zwei Jahre, um sich nach einem Schlaganfall wieder halbwegs sicher in ihren Körperfunktionen zu fühlen. Sämtliche Körperfunktio-nen waren verlangsamt und sie musste ihren Körper mit ganz anderen Fähigkeiten neu kennenlernen.

> Wenn du einer Sache vertrauen willst, dann ist es ratsam, dich so vertraut wie möglich damit zu machen. Je besser du deine Körper-landschaft kennst, umso vertrauter bist du mit deiner Konstitution und kannst pfleglicher mit dir umgehen.

Vertrauen zu wagen ist einfacher gesagt als praktiziert, wenn die Hüfte schmerzt, der Bauch wehtut oder die Haut brennend juckt. Wenn er uns unzuverlässig erscheint oder vielleicht sogar hässlich, zu dick, zu dünn, zu klein, zu groß – wieso sollte man ausgerechnet diesem Körper vertrauen? Über den Körper erfahren wir Schmerzen, und unsere Seele kann durch traumatische Erfahrungen so erschüttert werden, dass sie in viele kleine Puzzleteile zerfällt und sich über unsere ganze Körperland-schaft verteilt. Es geht manchmal ganz schnell und wir fühlen uns nicht mehr »ganz«. Manchmal braucht es auch ein ganzes Leben, um sich aus den tiefen Verstrickungen der Vergangenheit zu befreien, um seinem Körper überhaupt eine eigene Stimme verleihen zu können.

Einige spirituelle Lehrer sagen, dass die Seele nach Erfahrung dürstet, und diese ist für sie nur zu stillen durch die Erfahrung der Körperlich-keit, ganz egal, wie er beschaffen ist. Dem Reifungsprozess der Seele ist es immer dienlich. Im Krankheitsfall, wenn es keinen Fortschritt oder keine Aussicht auf Genesung gibt, ist dies keine leicht zu akzeptierende Tatsache.

Vertrauen entsteht durch das Bewusstsein, dass etwas verlässlich vor-handen ist. Ich habe Vertrauen darauf, dass die Sonne morgen wieder aufgehen wird, darauf kann ich mich verlassen, weil es eine beständige Erfahrung ist, die ich immer wieder mache. Alles, was sich unserer Kontrolle entzieht, wird als eine Quelle von Befürchtungen und Unsicherheiten empfunden. Doch wie ich schon beschrieb: Unser Körper befindet sich immer in Wandlung, und Veränderungen zeichnen ihn aus.

Vertrauen ist kein Gefühl, sondern es beginnt mit dem Glauben an etwas, womit wir das Gefühl von Sicherheit identifizieren können. Wir vertrauen unserem Körper am ehesten dann, wenn wir uns selbst mit ihm und in ihm wohlfühlen. Vertrauen braucht somit positiv verknüpfte Erfahrungsfelder. Je mehr positive Erfahrungen wir gesammelt haben, umso sicherer und stabiler sind wir in unserer Körperwahrnehmung.

Die Aussage »Ich vertraue auf meinen Körper, ganz gleich, wie er reagiert« ist ein großer Liebesbeweis an das Leben. Der Körper ist verletzlich – das ist die Gegebenheit der Natur und des Lebens. Wir werden ihn nie vor Leid und Schmerz durchgehend schützen können.

Vielleicht hatten wir das Glück, die Erfahrung eines ursprünglichen Vertrauens in die Welt von unseren Eltern mitzubekommen. Wenn sich erweist, dass unsere Eltern oder andere Personen in unseren früheren Lebensjahren vertrauenswürdig waren, wächst das Vertrauen in das Leben, in andere Menschen und in unsere Körperlichkeit. Wenn es uns um Vertrauen in den Körper geht, können wir uns zwar viel theoretisches Wissen anlesen, für den Körper selbst muss das Wissen aber direkt erfahrbar gemacht werden, sonst fühlt er nichts. Der Körper braucht die Erfahrung von Geborgenheit und Schutz, damit er entspannen kann. Sonst entwickelt nicht nur der Verstand, sondern auch der Körper Misstrauen.

Körperschmerzen als Feind zu betrachten und deswegen das Vertrauen zum Körper zu verlieren, dient keinem Heilungsprozess.

Auf den Körper hören

Wenn ich schreibe: »Der Körper ist weise«, dann meine ich, dass er sich selbst kennt. Ein Säugling weiß, wann er satt ist. Unser Körper wird müde, wenn er Schlaf benötigt. Aber wir selbst kennen unseren Körper meist nicht wirklich gut. Doch wir können lernen, ihm zu vertrauen. Schon früh mutet man ihm ungesunde Dinge zu, doch meistens bemerken wir erst spät, dass sie dem Körper nicht mehr bekommen – wenn er anfängt, sich zu beschweren: Diese Information, diese Last, diese Nahrung, dieses Wetter, der Verkehrslärm … tut mir nicht gut. Jeder Reiz, dem wir ausgesetzt sind, willent- oder unwillentlich, ist eine Information für den Körper. Werden die Informationen nicht richtig verarbeitet, dann entstehen Beschwerden. Aus einer Beschwerde können Schmerzen werden. Darum ist es so wichtig, nicht nur den lokalen Schmerzpunkt zu lokalisieren, sondern auch herauszufinden, wie er dort hingekommen ist.

AFFIRMATION

ICH LIEBE MICH. FREUDE UND LIEBE ERFÜLLEN MEINEN KÖRPER. MEIN DENKEN IST AUF ALLEN EBENEN KLAR, WEISE UND ENTSCHLOSSEN. MEIN KÖRPER IST MEIN GEFÄHRTE. MEIN KÖRPER IST MEIN ZUHAUSE.

Kleine Körperkunde

Wenn wir unser Netz an Blutgefäßen aneinanderreihen, wäre es circa 100 000 Kilometer km lang.

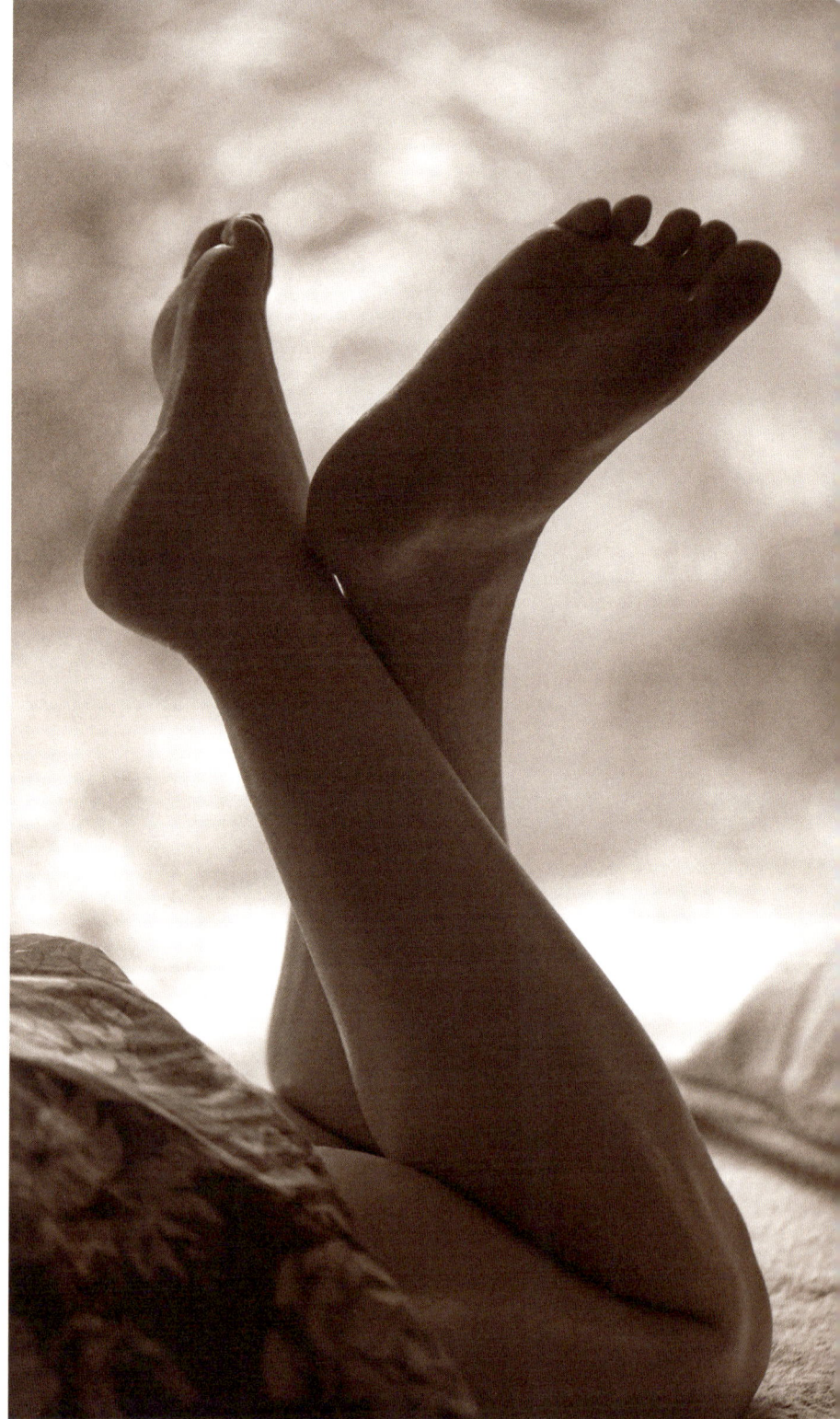

KAPITEL 8:

WARUM DAS
ENTSPANNEN
SO SCHWIERIG IST –
NERVENKITZEL ÜBERALL

—

Die Wurzel der Heilung
begegnet uns in der Natur.

Stress ist zum Modebegriff geworden. Belastungsstörungen auch. Jeder von uns kennt das Gefühl, überfordert und überlastet zu sein. Stress in der Arbeit, Stress zu Hause, ja Stress sogar in der Freizeit – das gehört heutzutage schon fast zum »guten Ton«. Viele von uns haben mehrere Rollen gleichzeitig: Elternteil, Partnerin, Arbeitnehmerin oder Arbeitgeberin. In allen Rollen wollen wir gut sein und mindestens 100 Prozent geben. Der Druck, der sich dadurch aufbaut, hängt auch an den Erwartungshaltungen, die wir an uns selbst stellen. Je höher der Anspruch an mich selbst ist, umso schneller kann ich in die »Stressfalle« geraten.

Hoher und vor allem dauerhafter Stress hat negative Auswirkungen auf das Wohlbefinden deines Körpers, das belegen zahlreiche Studien. Wir kommen in unserer Welt um Stress nicht herum. Wie wir damit umgehen, ist allerdings die entscheidende Frage. »Entspann dich einfach« – das ist leichter gesagt als getan, da wir bei Dauerstress aus dem Körpergefühl fallen und unsere Grenzen nicht mehr wahrnehmen können. In diesem Kapitel soll es genau darum gehen.

SPANNENDE ANREIZE UND SCHÄDLICHER DAUERSTRESS

Unser Körper hat sich seit der Steinzeit sehr wenig verändert. Auf Gefahren und Nützlichkeiten aller Art instinktiv reagieren zu können, war und ist überlebenswichtig. Dies ist ein kostbares Gut, das unser Nervensystem unbewusst und mit allen Sinnen erfolgreich für uns übernimmt. Wir sind durch und durch aufs Überleben getrimmt. Diese Reaktionsfähigkeit hat positive und negative Wirkungen, positiver Stress (Eustress) erhöht die Aufmerksamkeit und fördert die Leistungsfähigkeit unseres Körpers, ohne ihm zu schaden. Eustress motiviert und steigert die Produktivität, um zum Beispiel Aufgaben erfolgreich lösen zu können. Das Leben wäre fad ohne ein Highlight, das uns ansport oder Nervenkitzel verursacht.

Aber in Notfallsituationen, also bei Gefahr oder einem Angriff, stellt sich der Körper auf Kampf, Flucht oder Immobilität (Totstellreflex/ Freeze) ein. Er passt sich wunderbar schnell wechselnden Lebensbedingungen an. Das Nervensystem nimmt unserem Kopf die Entscheidung ab, ob eine Situation lebensbedrohlich ist oder nicht – das ist eine reflexartige Handlung.

Die Folge ist, dass Puls und Blutdruck steigen, alle Sinne geschärft sind, die Atmung schneller wird, die Muskeln sich anspannen, die Schmerzempfindungen sinken, die Verdauung aussetzt, um Energie zu sparen. Der Körper schüttet Stresshormone (Adrenalin und Cortisol) aus und stellt in Sekundenbruchteilen zusätzliche Energie zur Verfügung – so können wir blitzschnell reagieren, ohne erst darüber nachdenken zu müssen, ob wir reagieren sollten oder nicht. Der Urmensch lief weg, setzte zum Kampf an oder er erstarrte (Freeze) vor Schock.

Da wir keine Urmenschen mehr sind, laufen wir weder weg noch bauen wir den Überschuss an Hormonen im Kampf ab. Erstarren tun wir allerdings häufiger. Nur bringen wir diese Reaktion selten mit unserem überreizten Nervensystem in Verbindung.

Sätze wie »Ich fühle mich ohnmächtig«, »Ich kann einfach nichts dagegen tun«, »Ich fühle mich nicht mehr«, »Ich möchte mich einfach unter der Decke verkriechen«, »Ich fühle nichts«, »Ich konnte mich überhaupt nicht wehren«, »Ich fühle mich hilflos«, »Ich bin völlig handlungsunfähig« höre ich nicht selten bei von Dauerstress Geplagten. Insbesondere von Frauen, die anatomisch eher körperlich unterlegen sind, wenn Lebensgefahr durch Angriff droht.

Kurze Pausen einlegen, schreien, uns schütteln, kurz lossprinten, das tun wir in den seltensten Fällen, wenn uns Dauerstress plagt. Dem Körper fehlen diese Handlungen, weil er den Überschuss an ausgeschütteten Hormonen nicht abbauen kann. Für unser Nervensystem bedeutet das, dass der Reiz-Reaktions-Zyklus unterbrochen ist und wir dadurch nicht zur Ruhe und Entspannung kommen können. Der Körper verliert dadurch seine Flexibilität sowie seine ganze Bandbreite an Reaktionsmöglichkeiten und bleibt in Übererregung gefangen.

Folgt auf diese Stressreaktion gleich der nächste Stressauslöser, bleiben wir in Daueralarmbereitschaft. Unsere Sinne fungieren dann wie übersensible Detektive, die andauernd ausspähen, wo überall Gefahr droht.

Das Problem vieler Stresssituationen heute ist: Unser Körper muss in den seltensten Fällen mit Kampf, Flucht oder Erstarrung reagieren. In unserer modernen, zivilisierten Welt sind ist es vielmehr die Fülle an Überreizungen und die »artfremde Lebensweise«, die eine Gefahr darstellen.

Unsere Vorfahren bedrohte noch der Säbelzahntiger – und heute? Auf Gefahren, die aus der Natur kommen, reagieren wir noch ähnlich. Eine Spinne kann manchen Menschen in Schrecken versetzen. Wir töten das Insekt oder entfernen es vorsichtig, weil unsere Urinstinkte gespeichert haben: könnte giftig für uns sein. Dass unser Körpersystem auf etwas zurückgreift, das ihm über viele Jahrtausende vertraut ist und das Überleben gesichert hat, ist verständlich. Und dass sich dieses System nicht so schnell auf unsere schnelllebige Zeit umstellen kann, merken wir daran, wenn wir beispielsweise vor Autos keine Angst haben, obwohl von ihnen weit mehr Gefahren ausgehen als vor einer Spinne oder vor einem Wolf.

Ruhephasen zum Stressabbau

In unserer modernen Welt wird Überforderung selten durch eine einzelne Ursache, sondern durch mehrere Faktoren gleichzeitig begünstigt. Wird die Zahl der Belastungen zu hoch und haben wir kein Ventil mehr, um den inneren Druck wieder abzubauen, sprechen wir von negativem Stress (Disstress). Diese Form von Stress wird als Bedrohung und Überforderung empfunden, weil sie auf *keinen* körperlichen Ausgleich trifft.

Gerät unsere ursprüngliche biologische Abwehrreaktion aus dem Gleichgewicht, kann dies zu ernsthaften organischen Erkrankungen und zum völligen Erschöpfungssyndrom führen. Die Grenzen zwischen Anspannung und Entspannung verschwimmen immer mehr. Der Sympathikus, unser Beschleuniger im Nervensystem, ist bei Dauerstress voll aktiv. Aus diesem Grund ist es wichtig, das parasympathische System, also unsere »Bremse«, zu trainieren.

Was die wenigsten Menschen wissen: Unser Nervensystem braucht circa 10 bis 20 Minuten, bis sich der Stoffwechsel umgestellt hat, die Stresshormone abgebaut sind und das Ruhe-und-Reparatur-System greift, das sogenannte parasympathische Nervensystem.

Hand aufs Herz: Wann ruhen wir uns nach einer stressigen Situation schon 20 Minuten aus? Bevor die nächste Welle der Belastung kommt? Ein stressiges Telefonat … wir grübeln und ärgern uns weiter, aber hinsetzen und 20 Minuten lang einfach nur atmen? Ein eher seltenes Bild.

Entspannung lernen

Womit geht Belastung für uns einher? Druck am Arbeitsplatz, ein voller Terminkalender, Belastung im Haushalt, Verpflichtungen gegenüber pflegebedürftigen Familienangehörigen, Straßenverkehr und Lärm, ständige Verfügbarkeit über Smartphone und soziale Plattformen, Finanzsorgen, destruktive Gedanken, Konflikte mit Nahestehenden, negative Nachrichten in den Medien – das sind klassische Stressoren.

> Unser Körper ist nicht nur diesen äußeren Umständen ausgesetzt, zudem fordern ihn Belastungen durch falsche Ernährung, artfremde Bewegung, Funkstrahlung und Umweltgifte heraus. Es ist die Fülle, das Maß, was uns ins Ungleichgewicht wirft und warum wir manchmal »erstarrt« sind und uns die Kraft fehlt, um uns überhaupt entspannen zu können.

Unser instinktives Verhalten ist nur sehr schwer, sehr langsam zu verändern, darum fällt es uns auch so schwer zu entspannen. Wir müssen aus einer Menge positiver Erfahrungsquellen schöpfen können, bevor sich da überhaupt was tut. Unser Körper ist sozusagen sehr altmodisch und muss mit sehr viel Motivation und Zuwendung davon überzeugt werden, etwas zu verändern.

Wie können wir unseren Körper dabei unterstützen?

Der Mehrzahl meiner Patienten fällt es unglaublich schwer, einen Muskel bewusst, das heißt aktiv, loszulassen. Bei der Aufforderung, den Arm oder die Schulter locker hängen zu lassen oder den Kiefer locker zu halten, kann ich oft sehen, wie der Kiefer in den nächsten 30 Sekunden wieder angespannt wird. Die Zähne berühren sich, die Zunge hängt am Gaumen. Die Schultern werden wieder Richtung Ohren gezogen.

Alles, was wir im Körper bewusst, aktiv steuern, hilft! Ist der Kiefer unverkrampft, weiß dein Körper: »Aaaaaah, der Kiefer ist jetzt locker, das heißt, keine Gefahr mehr und ich kann die Produktion von Stresshormonen einstellen.« Probier es einfach mal aus. Wenn du das nächste Mal sehr gestresst, gereizt, überfordert bist, halte die Mundwinkel länger als zwei Minuten lächelnd nach oben, ohne dabei den Kiefer zu verspannen. Wenn du dabei noch aufrecht stehst, wirst du dich nach fünf Minuten besser fühlen und die Situation ist ein wenig entspannter.

> WENN WIR BEDROHUNG WAHRNEHMEN, MÜSSEN WIR DEM KÖRPER DAS GEFÜHL VON GEBORGENHEIT VERMITTELN. BEVOR WIR UNS ENTSPANNEN KÖNNEN, MÜSSEN WIR WISSEN, WIE SICH GEBORGENHEIT ÜBERHAUPT ANFÜHLT.

Sicherheit! Du bist sicher, dir passiert jetzt nichts. Es passiert dir auch nichts, wenn du deine Gefühle wahrnimmst oder die Erschöpfung oder die Angst, die damit einhergeht. Du bist sicher und der Kampf ist jetzt vorüber. Stille, Entspannung und Ruhe sind ein Eingangstor zu unseren Gefühlen. Wir fangen an, uns zu spüren. Wir nehmen wahr, wie verspannt und ob wir traurig oder wütend sind. Das ist nicht immer angenehm, vor allem nicht, wenn es an unserem Weltbild rüttelt, immer alles perfekt machen zu wollen, keine Ecken und Kanten zu haben.

Je mehr wir uns also bewusst machen, dass wir in Sicherheit sind, umso besser ist das für den Körper. Wenn wir uns nicht sicher fühlen – sei es durch eine aufreibende Beziehung oder andere erschwerte Lebensbedingungen –, dann ist es wichtig, dass wir uns Unterstützung suchen. Im Kapitel »Körpererleben« hast du die essenziellen Grundbedürfnisse erfahren, die unser Reptiliengehirn (Bauchgehirn) braucht, um sich überhaupt sicher zu fühlen: Essen, Schlafen, Trinken, Atmung und Sexualität. Wenn wir auf dieser Ebene in Balance sind, ist das eine gute Voraussetzung.

Eine weitere stützende Maßnahme ist: sich bewusst zu machen, was genau Stress bei dir auslöst. Was sind die Gründe, die dich schon so lange nicht entspannt sein lassen? Notiere alle Stressfaktoren, die dir in den Sinn kommen. Dieser Schreibprozess holt die Stressauslöser ins Bewusstsein. Häufig tauchen dabei auch die Ursachen oder Zusammenhänge auf. Meist ist uns zwar bewusst, wie sehr wir unter Anspannung stehen, aber was diese verursacht, ist uns selten auf Anhieb klar. Dann frag dich weiter: Wann war ich zum letzten Mal entspannt? Wo, wann, mit wem kannst du am besten abschalten? Das Atmen ist für den Stressabbau ganz wichtig. Für die Atmung gebe ich dir hier eine Übung, die sich nachweislich auf unser Nervensystem harmonisierend auswirkt.

Übung 26

Herzatmung

Dauer: mindestens 5 Minuten; idealerweise 20 Minuten

Atmen ist ein Kreis. Atme sechs Sekunden lang ein. Dann atme so lange aus, bis erneut sechs Sekunden vorbei sind. Du kannst innerlich die Sekunden herunterzählen: 6, 5, 4, 3, 2, 1…
Es kann hilfreich sein, die Aufmerksamkeit auf dein Herz zu richten. Dies geschieht am besten, indem du dir vorstellst, wie gut dein Herz beim Einatmen mit Sauerstoff versorgt wird, während beim Ausatmen alles Überflüssige und Störende weggeblasen wird. Du kannst auch Liebe und Dankbarkeit in dein Herz hineinatmen.

Übung 27
Entlade deinen Körper
Dauer: 2–30 Minuten
Hilfsmittel: Trommelmusik oder kräftige Musik mit rhythmischen Bässen

Anspannung braucht Entspannung. Wenn wir Dauerstress ausgesetzt sind, ist es essenziell, dass wir den Körper beim »Entladen« unterstützen. Entladung heißt in dem Fall, die Aktion zu Ende zu führen, die wir erfahren haben, als wir besonders gestresst waren. Entladen heißt auch mal, den Schrei herauszubrüllen, der fehlte, als du dich beengt gefühlt hast, oder dem Zittern im Körper Ausdrucksmöglichkeit zu geben, wenn du Panik hattest, oder kurz zu sprinten, um Flucht zu imitieren.

Musik kann dir eine Stütze sein, muss es aber nicht. Du solltest mindestens zwei Minuten den ganzen Körper gleichförmig durchschütteln. Du kannst langsam anfangen und das Schütteln immer weiter steigern, wenn es dir guttut. Die Gelenke sollten dabei nicht durchgedrückt werden und starr sein, sondern weich und nachgiebig bleiben. Befreie dich von allen Ereignissen, die dich jetzt belasten, nerven, stressen. Bewege, rüttle, stampfe und schüttle dich, so lange, wie du es brauchst. Wenn es dir hilft, kannst du auch stöhnen, brüllen, gähnen – alles ist erlaubt. Wenn du das Gefühl hast, dass es jetzt gut ist, fühle nach und bekräftige es mit einigen tiefen Atemzügen. Diese Übung hilft, im Körper anzukommen und sich leichter zu fühlen und von Last zu entladen.

Übung 28
Leben, entspannen, ausgleichen
Dauer: nach Selbsteinschätzung

Die Übung richtet sich an Vielarbeiter, die neben dem Job auch noch mit Kindererziehung, Haushalt, Familienpflege oder Ähnlichem beschäftigt sind. Wer so aktiv ist, neigt dazu, einen chronisch erhöhten Stresshormonspiegel zu haben.

Verändere deine Gewohnheiten einmal in der Woche! Versuche, von deinem üblichen Arbeitspensum etwa 5 bis 10 Prozent abzuzweigen und diese Zeit mit Ruhe oder Freizeit zu füllen. Bei einer 50-Stunden-Woche wären das zweieinhalb bis fünf Stunden, bei einer 40-Stunden-Woche zwei bis vier Stunden. Also: zweieinhalb Stunden nur Freizeit haben und das Nichtstun pflegen. Keine Aufgabe erledigen, die auf der Aufgabenliste steht. Und ich spreche von IN DER WOCHE und nicht am Wochenende! Überleg dir, an welchem Wochentag du pünktlich die Arbeit verlassen kannst. Oder setz dir Prioritäten und streiche eine andere Aufgabe. Welche Freizeitverpflichtungen nähren wirklich deine Vitalität? Und welche setzen dich unter Druck? Hast du ein schlechtes Gewissen, wenn du abends mal nicht ins Fitnessstudio gehst oder morgens deine Laufrunde drehst?

Ich habe mir angewöhnt, diese meine »Freistunden« gleich im Kalender als fixen Termin einzutragen. Je unsinniger und unrealistischer diese Übung dir jetzt vorkommen mag, desto wertvoller ist sie für dich!

Eine Überlegung möchte ich an diesem Punkt erwähnen: Wie würde es dir körperlich ergehen, wenn du den gleichen Aufwand, den du für deine Arbeit erbringst – also beispielsweise acht Stunden eines Tages –, an einem einzigen, ganzen Tag allein deinem Körper widmest? Wann hast du das zuletzt getan mit dem gleichen Elan und der Hingabe, die du zum Erledigen deiner Arbeit aufbringst? Hast du das überhaupt schon einmal gemacht?

Anregungen zur Entlastung

Wenn du oft erschöpft bist, verzichte probehalber vier Wochen lang auf Fleisch und Milchprodukte, und du wirst einen Unterschied in deiner Konzentrationsfähigkeit, Vitalität und Beweglichkeit feststellen.

Darüber hinaus kannst du, wenn du oft Müdigkeit verspürst, deine Leber entlasten und beim Entgiften unterstützen. Die Leber ist das zweitgrößte Organ und ihre Hauptaufgabe ist die Entgiftung. Darum sollte sie so oft wie möglich entlastet werden, am besten mehrmals im Jahr durch eine einfache Kur. Trinke vier Wochen lang drei Tassen Leber-Gallen-Tee und beobachte, ob sich etwas verändert. Iss weniger Milchprodukte, verzichte auf Maissirup und bau in deinen Speiseplan Nahrungsmittel wie grünes Blattgemüse, Chicorée, Endiviensalat, Spinat, Brokkoli, Radicchio, Grapefruit, Oliven, wilden Spargel und viele Kräuter – darunter Löwenzahn, Kamille und Petersilie – ein. Diese Nahrungsmittel enthalten viele Bitterstoffe, die den Stoffwechsel der Leber unterstützen.

WAS WIR HÄUFIG VERGESSEN: UNSEREM KÖRPER STEHT NICHT 24 STUNDEN LANG DIE GLEICHE KRAFT ZUR VERFÜGUNG. WIR SIND RHYTHMUSGEBUNDENE GESCHÖPFE.

Wir können zwar die Nacht zum Tag machen und umgekehrt, aber der Körper wird dadurch verwirrt. Es stresst ihn, ob wir wollen oder nicht. Rhythmen geben dem Körper ein Gerüst, eine ständige Orientierung. Unser Körper unterliegt vor allem den Rhythmen der Tages- und Nachtzeiten und der Jahreszeiten. Die Chronobiologie befasst sich mit diesem Thema. In Experimenten wurde gezeigt, dass Menschen auch in totaler Isolation, also ohne jeden äußeren Hinweis auf die Tageszeit wie die Uhr, Licht und Geräusche, ihre biologischen Rhythmen beibehalten. Ein weiteres Beispiel ist der sogenannte Winterspeck, der sich als Folge eines reduzierten Stoffwechsels bei gesteigertem Schlafbedürfnis und vermehrtem Appetit aufgrund kürzerer Sonnenlichttage einstellt. Tag und Nacht haben somit Auswirkungen auf unsern Biorhythmus:

- *Stimmung und Antrieb zeigen nachts ein Minimum und zwischen 11 und 16 Uhr ein Maximum.*
- *Kurzzeitgedächtnis und Rechenfähigkeit erreichen um 10 Uhr ihr Maximum.*
- *Die Sehstärke ist um 3 Uhr morgens am geringsten, das Tagesmaximum liegt zwischen 12 und 16 Uhr.*
- *Lokale Schmerzbereiche sind gegen 3 Uhr am unempfindlichsten und um die Mittagsstunde am sensibelsten.*

Verbringe auch an freien Tagen den Vormittag aktiv. Leg eine Ruhepause ein im Leistungstief nach dem Mittagessen und reduziere die Aktivität abends wieder allmählich. Die wichtigste Auszeit bleibt der Schlaf; mindestens sechs bis acht Stunden Schlaf pro Nacht sind für den Körper wichtig für Regeneration und Ruhe. Viele Gelehrte dieser Welt sagen, der Schlaf vor 23 Uhr sei der erholsamste, da der Schlaf dann am tiefsten ist und Regenerationsprozesse am besten funktionieren – und sich das Nervensystem über Nacht erholen kann.

AFFIRMATION

ICH FÜHLE MICH SICHER, GESCHÜTZT UND GEBORGEN.
JEDE MEINER ZELLEN DARF SICH JETZT ENTSPANNEN.
ICH DARF MEINE PAUSEN NUR FÜR MICH UND MEIN
WOHLBEFINDEN NUTZEN.

Kleine Körperkunde

Die größte Körperzelle ist die weibliche Eizelle und die kleinste das Spermium des Mannes.

KAPITEL 9:

KÖRPERWAHRNEHMUNG
IM ALTER

———

Am Ende bleiben nur noch Knochen übrig
und die Frage, wie sehr sie geliebt haben –
wie sehr du geliebt hast.

Dieses Kapitel ist im wahrsten Sinne des Wortes eines, dem viele im Leben gerne entkommen würden. Wir sprechen nicht gerne über das Älterwerden. Die Auseinandersetzung mit der Sterblichkeit versuchen wir so lange wie möglich zu verdrängen. Wenn wir darüber reden, dann meist mit der Absicht, dem Alterungsprozess entgegenzuwirken.

Der Tod ist wie die Geburt zu einem Abstraktum geworden, mit dem man sich am liebsten nur noch steril-medizinisch auseinandersetzt und das spirituelle Erleben außer Acht lässt.

Alles Lebendige wird und vergeht wieder, diese Tatsache entzieht sich der wertenden Waagschale von Gerechtigkeit und Fairness. Werden und Vergehen – das ist der natürliche Kreislauf des Lebens.

ÄLTERWERDEN HEUTE

Der Körper braucht Zeit, um ins Leben zu kommen, und im besten Fall haben wir Zeit, um uns auf das Vergehen vorzubereiten. Die Auseinandersetzung mit einem immer langsamer werdenden Körper ist eine Notwendigkeit für uns alle. Wir haben keine Alternative, wenn wir leben wollen. Ein lebendiger Körper wird im Laufe eines Lebens mit vielen Prozessen konfrontiert. Wunden in der Kindheit, die Werte und Erwartungen, die uns unsere Eltern mitgegeben und unsere Kultur aufgebürdet haben, positive wie negative Ereignisse, die uns widerfahren sind, all das formt unseren Blick auf das Alter. Doch es bleibt ein ungewohnter Zustand. Schon gar nicht wird uns beigebracht, auf diesem Weg unserem Körper zu vertrauen.

Der Abbau unserer körperlichen Fähigkeiten ist natürlicher Teil unserer Lebendigkeit, doch viel zu selten wird es so empfunden. Der Körper verliert an Ausdauer, die Bewegung wird beeinträchtigt, die Form verändert sich. Die Regenerationsfähigkeit nimmt ab. Alterung ist ein Prozess und *keine* Krankheit! Es ist eine Vorbereitung auf die nächste Stufe. Was hinter dieser Stufe auf uns wartet, davon erzählt das Seelengeflüster. Bei vielen Menschen ist der Alterungsprozess mit einer erhöhten Anfälligkeit für Krankheiten verbunden. Krankheit im Alter kann Fluch und Segen zugleich sein. Ein Segen, weil ich persönlich glaube, dass die vermehrten Ausfälle im Alter dem Körper eine Stütze sind, um den Übergang willkommen zu heißen. Sie unterstützen den Prozess des Loslassens vom Leben. Wie auch immer verändert Krankheit den Blickwinkel auf unsere Endlichkeit und bereitet uns auf den Weg über die große Schwelle vor.

Die Würdigung der Alten

Wir leben in einer sehr privilegierten Zeit der Menschheitsgeschichte, da wir – zumindest in unseren Breitengraden – immer älter werden, circa 25 Prozent der Menschen erreichen ein Alter zwischen 60 und 100 Jahren. Schätzungen des Statistischen Bundesamtes zufolge wird ein Drittel der Weltbevölkerung im Jahr 2030 über 60 Jahre alt sein. Da sich unsere Lebenserwartung stetig erhöht, teilt man in der Forschung das Alter selbst in drei Phasen auf. Das junge Alter ist die Lebensspanne von circa 60 bis 75, das mittlere Alter von 75 bis 85 und vom hohen Alter sprechen wir ab dem 85. Lebensjahr. Die Amerikaner sprechen von Go-Goes, Slow-Goes und No-Goes.

Dass wir immer älter werden, bringt Herausforderungen auf der gesellschaftlichen und persönlichen Ebene mit sich, insbesondere finanzielle und soziale. Doch die größte Herausforderung wird sein, mit einem wertschätzenden, versöhnlichen Blick auf sich und den eigenen Körper den Winter des Lebens anzutreten.

Es ist wichtig, dass wir ältere Menschen nicht aus dem sozialen Gefüge ausschließen. Ältere Menschen sind keine nutzlose Minderheit in unserer (noch) so leistungsorientierten Gesellschaft. Aus meiner – der persischen – Kultur kenne ich einen ganz anderen Blick auf unsere »Ältesten«. Mit jedem Lebensjahr gewinnt der Mensch an Lebenserfahrung und Kompetenz. Ihm wird beim Essen immer als Erstes aufgetischt, und wir stehen auf, wenn ein älterer Mensch den Raum betritt. Damit zollen wir ihm beziehungsweise ihr Respekt. In der Mongolei lautet die Begrüßung für alle älteren Menschen »Ich verehre Sie«. Diese Tradition, älteren Menschen einfach aufgrund ihres Alters Anerkennung entgegenzubringen, ist unserer leistungsorientierten Kultur eher fremd. Das Bild, das uns vermittelt wird, ist vielfach beklemmend. Ab 50 Jahren gilt man auf dem Arbeitsmarkt als nicht mehr gut vermittelbar. Alter bedeutet schwach sein, passiv, bedürftig, hässlich, abhängig, unflexibel, geizig, rigide, pedantisch und einsam. Das sind alles Charakteristika, die im Gegensatz zu dem stehen, was in unserer Gesellschaft als positiv gilt. Darum ist es kein Wunder, dass daraus ein sehr paradoxes Verhältnis zu unserer Körperlichkeit entsteht. Zwar wollen wir alle immer älter werden, doch keiner will es sein.

Veränderungen werden deutlich

Im Alter lernen wir, unseren Körper neu zu entdecken und unsere Körpergrenzen immer wieder neu auszuloten.

Mit jedem Alterungsschub werden wir immer ein Stück mehr zu unserem Kern gebracht. Ich bin überzeugt davon, dass wir bis ins hohe Alter hinein das Potenzial der Heilung ganz ausschöpfen können. Frag mal 60-Jährige, ob sie wieder 20 Jahre alt sein wollen. Die meisten von ihnen verneinen und sagen, dass die Lebensreife eine ganz besondere Würze mit sich bringt.

> IM ALTER ZEIGT ES SICH, WER WIR (GEWORDEN) SIND, WIE WIR MIT UNS UMGEGANGEN SIND UND WIE ES UM UNSERE SELBSTFÜRSORGE STEHT (UND STAND).

Was passiert mit unserem Körperempfinden? Unser Körper verliert mit den Jahren an Lebenskraft und Anpassungsfähigkeit. Die Sensibilisierung für den Abbau der Körperfunktionen bekommen wir meist durch Bewegungseinschränkungen zu spüren und durch Abhängigkeiten, zum Beispiel wenn wir auf die Hilfe durch Verwandte angewiesen sind. Als pflegende Angehörige werden die Jüngeren oft erstmals mit dem Alter und seinen Auswirkungen konfrontiert.

Alterung ist ein schleichender Prozess des Körpers. Die Haare ergrauen nicht innerhalb einer Nacht und die Haut verliert auch nur langsam an Elastizität. Je älter wir werden, umso mehr merken wir, dass wir ein erhöhtes Entspannungsbedürfnis haben. Schon ab dem 40. Lebensjahr können sich erste Anzeichen von Gelenkleiden melden, das Gewicht zu halten wird schwieriger oder Herz-Kreislauf-Probleme setzen ein. Unsere Körperzellen erneuern sich im Alter nicht mehr so schnell und ausreichend. Das heißt, es gibt weniger »Nachschub«, durch den die abgestorbenen Zellen ersetzt und Schäden ausgebessert werden können. Besonders bemerkbar macht sich das im Haut- und Muskelgewebe. Die Teilungsfähigkeit der Zellen soll dabei genetisch begrenzt, also bis zu einem bestimmten Maße angeboren sein. Unser Gehirn hingegen bildet bis ins hohe Alter immer wieder neue Neuronen aus – wenn wir es denn benutzen. Die Nase und Ohren verändern sich und wir werden kleiner. Wir bemerken Körpersymptome, die wir vorher nie hatten oder nie wahrgenommen haben. Haben wir erst einmal eine Beschwerde, braucht es auch mehr Zeit, bis wir uns von ihr erholen, oder wir arrangieren uns damit.

Die Körperlichkeit rückt in den Vordergrund

Ein Körper besteht, vereinfacht ausgedrückt, aus Wasser, Luft, Proteinen und Mineralien. Je älter wir werden, umso »erdiger«, mineralischer werden wir. Das Skelett eines kleinen Kindes besteht hauptsächlich aus Knorpel. Je mehr es in Berührung mit der Schwerkraft kommt und anfängt, sich zu bewegen, desto stärker baut sich die Mineralisierung der Knochen auf. Je älter wir werden, umso mehr kristalline Strukturen haben unsere Knochen. Darum brechen Knochen schneller, weil sie mehr verkalken und versteifen. Selbst wenn wir unserem Körper über die Jahre nicht viel Aufmerksamkeit geschenkt haben, wird sich das mit dem Alter ändern. Aus diesem Blickwinkel betrachtet kann man sagen: Je älter wir werden, umso präsenter wird der Körper. Ähnlich wie in der Kleinkindzeit, wo alles neu entdeckt und ausprobiert werden muss, um voranzukommen, um zu reifen.

Viele tun sich schwer damit, das Älterwerden als etwas Positives zu begreifen, da die körperlichen Einschränkungen sie in Furcht und Schrecken versetzen. Die Abschiede und die Trauerfälle im Freundes- und Bekanntenkreis nehmen zu. Sie gemahnen an die eigene Sterblichkeit und man kommt ins Grübeln.

> Wir glauben, im Alter die Kontrolle zu verlieren, die wir de facto auch
> vorher nicht hatten. Der Körper folgt seinen eigenen Gesetzmäßigkei-
> ten, die unser Verstand nicht immer nachvollziehen kann. Er macht
> nicht mehr alles so mit, wie der Geist es manchmal noch kann und
> auch will.

Die Mobilität lässt nach, vielleicht auch die kognitiven und kommunika-
tiven Fähigkeiten. Darum ist es wichtig, so früh wie möglich ein erwei-
tertes Verständnis für seinen Körper aufzubauen. Was auch immer wir
tun, wir werden unseren Körper nicht einfach entsorgen oder vor ihm
fliehen können. Wir können jedoch lernen, seine Schwächen zu akzeptieren. Im besten Fall lernen wir so früh wie möglich, ein bedingungs-
loses »Ja« zum Leben zu entwickeln, wie auch immer es aussehen mag.
Und neugierig auf neue Erfahrungen zu bleiben.

Man kann das Alter nicht pauschal über einen Kamm scheren, da jeder
Mensch unterschiedlich altert und einen anderen Umgang damit pflegt.
Viele Faktoren beeinflussen unsere Lebenserwartung, doch welche Ein-
flüsse sich bei wem wie genau auswirken, lässt sich nicht sagen. Wir werden nie wissen, wann der Tod uns ins Jenseits mitnimmt.

WIE ES UM UNSERE SELBSTACHTUNG UND SELBSTLIEBE
BESTELLT IST, ERFAHREN WIR NIRGENDWO SO GUT WIE IM
UMGANG MIT DEM ALTERN.

Spannend ist für mich, was unsere *Körperweisheit* uns eigentlich vermittelt im Gegensatz zu unseren vorgefertigten Interpretationen und gesellschaftlichen Ansichten. Stelle ich Patienten, ohne dabei ihren Körper
zu berühren, die Frage: »Wie erlebst du deinen Körper beim Älterwerden?«, dann sind dies die häufigsten Antworten:

· *Ich bin nicht mehr leistungsfähig.*
· *Ich bin schwach.*
· *Ich bin nicht schön.*

- *Meine Haut ist runzelig und hässlich.*
- *Ich fühle mich zunehmend erschöpfter.*
- *Ich möchte nicht alt werden.*
- *Mein Körper wird mir immer unsicherer.*
- *Mein Körper beeinträchtigt mich.*
- *Die Wehwehchen gehen nicht mehr weg.*
- *Ein alter Körper ist ein kranker Körper.*

Diese Antworten kommen meist über den Verstand. Dann lasse ich meine Patienten sich hinlegen und frage erneut: »Wie erlebst du deinen Körper beim Älterwerden?«
Jetzt mit dem wesentlichen Unterschied, dass ich den Körper dabei berühre und versuche, das Körperempfinden bei den Antworten mit einzubinden. Nun tauchen folgende Antworten auf:

- *Ich habe schon so viel geleistet.*
- *Ich darf langsamer werden.*
- *Ich habe schon sehr viel erlebt.*
- *Ach, mein Rücken, er hat einfach keinen Bock mehr auf den blöden Bürostuhl.*
- *Ausruhen fühlt sich gut an.*
- *Ich brauche einfach mehr Zeit für mich.*
- *Ich fühle mich viel jünger, als ich bin.*
- *Mir ist danach, etwas Sinnstiftendes zu machen.*

Der Unterschied zu den vorherigen Antworten zeigt, dass der Körper uns beim Älterwerden viel liebevoller zugewandt ist, als wir denken. Der Verstand hingegen hat eine ganz andere Wahrnehmung der Körperbedürfnisse. Unser Intellekt ist gesellschaftlich und kulturhistorisch geprägt, während die Körperweisheit angebunden ist an die Kreisläufe der Natur.

Eine Lebensphase des Aufbruchs

Es ist ein Geschenk, das wir immer wieder annehmen sollten: die Körperweisheit zu befragen, wenn wir anfangen, destruktiv über uns zu sprechen. Insbesondere wenn wir viel auf uns selbst gestellt sind, müssen wir lernen, unsere Identität immer wieder neu zu hinterfragen und milder mit uns zu sein.

Bitte vergiss nicht, dass sich jede Selbstkritik für deinen Körper wie eine Bedrohung, wie ein Angriff anfühlt. Dadurch werden vermehrt Stresshormone ausgeschüttet und der Körper kommt in den »Pass auf, irgendwo ist Gefahr!«-Modus. Wie bereits beschrieben, kostet diese Form negativer Selbstsuggestion Lebenskraft.

DIE KÖRPERWEISHEIT STEHT UNS LANGE ZUR VERFÜGUNG UND NICHT SELTEN FORMT SICH EIN GANZ ANDERES BILD VOM ÄLTERWERDEN, WENN WIR GENAU HINFÜHLEN UND -SCHAUEN.

Das Alter ist nicht nur unsere späteste Lebensspanne, sondern vielleicht auch die interessanteste und vielfältigste, was die heutige Generation 60 plus für sich selbst längst entdeckt hat. Während wir in jungen Jahren unserem Körper einiges abverlangt haben, beginnen viele Menschen im Alter mit Sport, gesundem Essen, sie bilden sich weiter, engagieren sich sozial. Sie stehen immer mehr mitten im Leben. Sie fühlen sich auch wesentlich jünger, als sie sind. Haben mehr Lebensfreude. Reagieren gelassener auf Lebensdramen. Bei manchen kommt ein tiefer Ruf aus dem Körper, nun endlich etwas zu leben, das vorher – durch vielleicht äußere Einschränkungen – nicht möglich war. Das Haus ist gebaut, die Kinder sind groß, die Karriere ist abgeschlossen. Insbesondere Frauen blühen noch einmal ganz besonders auf, beschäftigen sich mit philosophischen Fragen des Lebens, fühlen sich freier und sind neugierig auf sich selbst. Spiritualität und religiöse Themen rücken in den Vordergrund und Werte werden noch mal anders betrachtet.

DAS HEILPOTENZIAL DES ÄLTERWERDENS

Alles im Leben hat einen Sinn. Zeigt sich unser wahres Wesen nicht gerade dann, wenn wir nicht abgelenkt werden (können)? Das Verdrängen funktioniert im Alter nicht mehr gut, es ist, als ob die Schichten zur Seele immer dünner würden und sich das Verhältnis von Seele zur Materie verschiebe. Alles, womit wir uns im Leben ungern befassen wollten, meldet sich zu Wort. Wir werden sensibler, unsere Haut wird im wahrsten Sinn des Wortes dünner. Das Alter fordert uns heraus – wenn wir denn wollen und noch geistig können –, einen anderen, heilsamen Blick auf unser Leben zu werfen. Einen Blickwinkel, der Körperlichkeit in den Vordergrund stellt.

Diese Form von Körperlichkeit kann uns in emotionale Krisen bringen, wenn wir nicht gelernt haben, ihr etwas abzugewinnen. Man braucht Mut, um gesund älter werden zu können. Ganz schmerzlos ist es nicht. Insbesondere dann nicht, wenn wir wichtige Lebensthemen verdrängt haben. Dann melden sich diese Themen, meist leider verzerrt, gesteigert, verformt. Wenn wir vielleicht in jungen Jahren oft wütend waren und unsere Aggression unterdrückt haben, kann sich im Alter plötzlich ein tiefgründiger Hass auftun. Aus Trauer kann eine Depression werden oder aus unterdrückter Lust ein schamloses Verhalten. Diese Vorstellungen sollen jetzt keine Angst machen – alles, was sich an Gefühlen zeigt, sollte gefühlt werden dürfen, damit es liebevoll angenommen werden kann.

WIR HABEN BIS ZUM LETZTEN ATEMZUG DIE MÖGLICHKEIT, HEILUNG UND FRIEDEN IN UNS ZU ERFAHREN UND UNS SELBST NEU KENNENZULERNEN.

Die beste Altersvorsorge, die wir für uns selbst tun können, ist, uns so früh wie möglich mit all den verdrängten Gefühlen und Schattenseiten des Lebens vertraut zu machen. Habe ich meine Lebensgeschichte in Wertschätzung und Liebe betrachten gelernt und meinen Körper in diesen Prozessen mit eingebunden, dann bin ich emotional stabil genug, um den schwächer werdenden Leib mit Wohlwollen und Hingabe zu betrachten. Und vielleicht sind unsere Gebrechen oder ein hohes Alter eine wunderbare Chance des Lebens, um mit diesen bisher unbewussten Lebensthemen in Kontakt zu kommen. Einen friedvollen Abschluss zu finden. Im Sein die Entfaltung finden, vollkommen ganz werden, so sind wir gemeint. Hierzu ein Bild einer Patientin, die ich sehr schätze.

Frau Beifuß ist eine 71-jährige Frau, die, je älter sie wird, immer wilder wird. Ihr ist nichts mehr so furchtbar wichtig, ihr ist es nicht wichtig, sich angemessen zu kleiden, und ihr ist es egal, wie viel Zuspruch sie bekommt. Sie kleidet sich bunt und auffallend. Sie wirkt närrisch und lebt ihren Mutterwitz. Sie sagt von sich, sie habe erst mit 55 Jahren so richtig angefangen zu leben. Sie fühlt sich freier und vor allem fühlt sie sich mit jedem Jahr immer geschlechtsloser, da die Attraktivität für sie nicht mehr so im Vordergrund steht. Früher brauchte sie Stunden, um sich hübsch zu machen. Heute fühlt sie sich einfach so schön und braucht diesen ganzen Aufwand nicht mehr. Sie ist sehr kreativ und verreist viel. Sie trägt ihr Herz auf der Zunge und scheut sich auch nicht, anderen ihre Kritik ins Gesicht zu sagen. So eine Patientin zu haben, ist ein Geschenk. Ich lerne mehr von ihr als sie von mir. Sie kommt zur Körperbehandlung, weil ihr das guttut. Sie sagt, sie hat lange genug Dinge getan, die ihr nicht gutgetan haben, darum packe sie das Leben jetzt aus tiefer Überzeugung anders an.

Wir können den Prozess, dass unser Körper älter wird, vielleicht verlangsamen, aber nicht aufhalten. Solange wir der Jugend nachtrauern, solange wir uns beklagen und bemitleiden, dass wir älter werden, so lange können wir das Älterwerden nicht akzeptieren.

Das Alter ist das, was wir daraus machen!

- Lerne zu akzeptieren, dass alles im Leben einer Veränderung unterliegt.
- Übe dich darin, deinen Körper positiv zu sehen.
- Erinnere dich: Dein Körper ist weise, lass dir nicht einreden, was man ab einem bestimmen Alter tut oder nicht tut. Tu alles, was dir Spaß bringt. Sage dir: »*Ich tue, was ich kann. Ich lasse mich nicht behindern und mir vorschreiben, was man in einem bestimmten Alter tut oder nicht tut.*«
- Sehr hilfreich ist es, Menschen zu suchen, die für uns ein Vorbild im Alter sein können – und davon gibt es viele. Wie möchtest du aussehen, dich bewegen, wenn du zehn oder 20 Jahre älter bist? Richte dich danach.
- Bleibe neugierig, probiere immer wieder neue Sachen aus, höre nicht auf, deine Grenzen zu testen. Überanstrenge dich nicht, aber unterfordere dich auch nicht.
- Vertraue auf die Veränderungen.
- Suggeriere dir *nicht* ständig die Schwächen deines Körpers, sonst *denkt* er noch, er habe sie.
- Wenn du Angst vorm Älterwerden hast, weil du Krankheiten und Gebrechen fürchtest, dann frage dich, welchen Sinn es hat, solche Sorgen und Befürchtungen schon jetzt zu haben.
- Vertraue darauf, dass du für zukünftige Probleme eine Lösung finden wirst. Zukünftige Probleme kannst du nur in der Zukunft lösen, oder?

Übung 29
Hilfe annehmen lernen

Alt zu werden, ohne Hilfe anzunehmen, ist fast unmöglich. Für viele Menschen ist es eine erschreckende Vorstellung, nicht mehr allein zurechtzukommen. Zwar ist es sinnvoll, unseren Körper so lange wie möglich beweglich zu halten, doch ab einem gewissen Punkt brauchen wir eine helfende Hand als Stütze. Bevor man plötzlich nicht mehr allein zurechtkommt, sollte man vorher schon üben, Hilfe anzunehmen. Alltagseinschränkungen wie sich nicht mehr waschen oder nicht mehr einkaufen gehen zu können, können emotional sehr belasten.

Doch Fakt ist: Pflegebedürftig können wir jederzeit werden, durch einen Unfall, eine Krankheit oder durch die abnehmende Leistungsfähigkeit unseres Körpers.

Frage deine Freundin oder deinen Freund, deinen Nachbarn, einen Arbeitskollegen, den Verkäufer im Supermarkt um die Hilfe, die du gerade benötigst. Übe das Fragen nicht nur, wenn du völlig erschöpft bist, sondern auch, wenn du dich fit fühlst.

Kleine Tipps, um den Rücken im Alter zu entlasten:
+ Hebe aus der Hocke heraus.
+ Hol die Kraft aus den Beinen.
+ Bette dich so flach wie möglich.
+ Setz dich sooft es geht aufrecht hin.
+ Trage Gewichte körpernah.

LEBEN UND TOD

Wir lernen im Leben viel, nur lernen wir nicht, uns auf das Sterben vorzubereiten. Was kann uns der Tod als Lebensberater beibringen? Die Antwort ist sehr einfach und gleichzeitig so schwer umsetzbar: loslassen, nichts festhalten und Kontrolle abgeben. Wenn wir uns bewusst machen, dass unsere Zeit hier auf der Erde nur begrenzt ist, dann kann das Leben für uns eine tiefere Bedeutung bekommen. Die Lebenszeit kann als kostbar betrachtet und wertgeschätzt werden. Warst du schon einmal mit Sterbenden zusammen? Frage sie, was sie am meisten vermissen werden. Die Antworten sind herzerwärmend. Es ist der Geruch des Regens oder der Anblick des Sonnenuntergangs, der Frühling… Es ist das Gesicht des Liebsten. Es ist das Lächeln der Freundin, der Kinder oder der Geschmack des Morgenkaffees. Das geliebte Haustier zu streicheln.

Alle diese Kleinigkeiten sind die Perlen der Gegenwart.

Die Zeitlichkeit annehmen

Ich bin in jungen Jahren schon früh mit dem Verlust meines Vaters, meines Opas und lieber Freunde konfrontiert worden. Diese Ereignisse haben mich dazu gebracht, mich mit dem Thema Tod intensiver zu beschäftigen. Was kann ich von der Sterblichkeit lernen? Je mehr ich mir vergegenwärtigte, dass ich keine Kontrolle über meine Lebenserwartung habe, merkte ich, wie viele Wünsche und Träume ich noch hatte. Ich fühlte meine Erwartungen und Sehnsüchte und gleichzeitig breitete sich eine tiefe Trauer aus, dass ich vielleicht all das nicht mehr erleben könnte. Ich habe ein Jahr lang jeden Morgen beim Aufwachen den Gedanken geübt, es wäre heute mein letzter Tag im Leben. Ich war weder krank noch unglücklich. Es war die Neugier auf das Leben, was mich motivierte. Es war erstaunlich, welche Erfahrungen sich für mich dadurch gezeigt haben. Ich hatte das Gefühl, dass ich jeden Tag einen kleinen Tod sterbe. Hier ein Abschied, dort ein »sein lassen«, eine Trennung von einer Freundin, die mich sehr verletzte, Abnabelungen vom Familienumfeld. Mein Konsum reduzierte sich auf ein Minimum. Ich schaute den Menschen mehr ins Gesicht. Meine Vitalität nahm in dieser Zeit zu, da ich merkte, wie sehr der Druck abnahm. Meine Erwartungen und Wünsche projizierte ich nicht mehr auf die Zukunft oder andere Menschen. Jede Nacht bedankte ich mich bei meinem Körper. Ich betete für mich, bat meinen Körper um Verzeihung, für alles, was ich ihm angetan habe oder nicht getan habe, und segnete mich selbst. Erstaunlich war, dass ich nach etwa acht Monaten an den Punkt gekommen war, an dem mein Körper nach Reinigung verlangte. Ich begann zu fasten. Dieses Fasten fühlte sich wie eine Initiation an. Ich kann gar nicht sagen, wieso, aber ab dem Zeitpunkt verlor ich die Angst vor dem Tod. Heute gibt es viele Tage im Jahr, an denen ich abends einfach im Bett liege oder einen zauberhaften Moment in der Natur erlebe und denke, heute wäre ein guter Tag zum Sterben. Wenn ich diesen Satz ausspreche, dann fühle ich mich so verbunden mit aller göttlichen Kraft und bin dankbar. Ich vertraue dem Leben und vor allem vertraue ich dem Tod. Er hat seinen Sinn, wie alles auf dieser Erde.

An meinem Körper kann ich sehr genau fühlen, dass ich mich jeden Tag verändere, manchmal von Atemzug zu Atemzug. Ich bin jetzt 39 Jahre alt und wenn ich auf mein Leben zurückschaue, war da viel lebendiges Leben, das meine Körperlandschaft geprägt und geformt hat. Einiges davon war nicht schön, und dennoch können mir diese Erfahrungen die Dankbarkeit für das Leben nicht nehmen.

Übung 30
Sich die eigene Sterblichkeit vor Augen führen
Dauer: 5–10 Minuten
Ort: geschützter Raum
Hilfsmittel: Zettel und Stift

Stell dir vor, du hättet nur noch 24 Stunden Zeit zu leben. Lass dir Zeit dabei, diesen Gedanken zu fühlen.
Was würdest du tun? Kaum jemand antwortet: »Ich verabschiede mich von meinem Körper und danke ihm für seine Dienste.« Den meisten Menschen ist er in diesem Moment völlig egal. Was sagt

das über unser Verhältnis zum Körper aus? Was ist dir heute wichtig? Was willst du tun? Was kannst du sein lassen? Sich den Tod vor Augen zu führen, hilft manchmal, ganz klar zu filtern, was wir wirklich brauchen und was nicht. Ich sehe den Tod häufig auch als Lebensberater, und meine Stimmung relativiert sich schneller. Eine Variante dieser Übung ist, sich immer tiefer in diese Vorstellung hineinzufühlen. Leg dich auf den Boden. Verdunkle den Raum, wenn du magst. Stell dir vor, dass du auf deinem Sterbebett liegst. Schmücke den Raum mithilfe deiner Imaginationskraft so aus, wie du es gerne hättest. Die Atmung ist flach und du bist dabei, alles zurückzulassen. Es ist bei dieser Übung egal, an was du glaubst. Vielleicht glaubst du an ein göttliches Jenseits oder an die Wiedergeburt, das ist jetzt nicht wichtig. Diese Gedanken oder Empfindungen lenken eher vom Prozess ab. Konzentriere dich auf deinen Körper. Habe den Mut loszulassen, was du loslassen musst. Vergegenwärtige dir sieben Dinge, die du vermisst, und drei Dinge, die du nicht vermisst, wenn du sterben würdest. Schenke den Dingen, die du vermissen wirst, deine erhöhte Achtsamkeit im Alltag.

AFFIRMATION

IN DER RUHE LIEGT DIE KRAFT. ALLES, WAS IN MEINEM LEBEN GESCHIEHT, DIENT MEINEM WOHL. ICH GEBE DIE KONTROLLE AB UND VERTRAUE AUF DEN PROZESS.

Kleine Körperkunde

Rund (je nach Zählart und Individuum) 208 Knochen hat ein erwachsener Mensch, rund 650 Muskeln und circa 140 Gelenke.

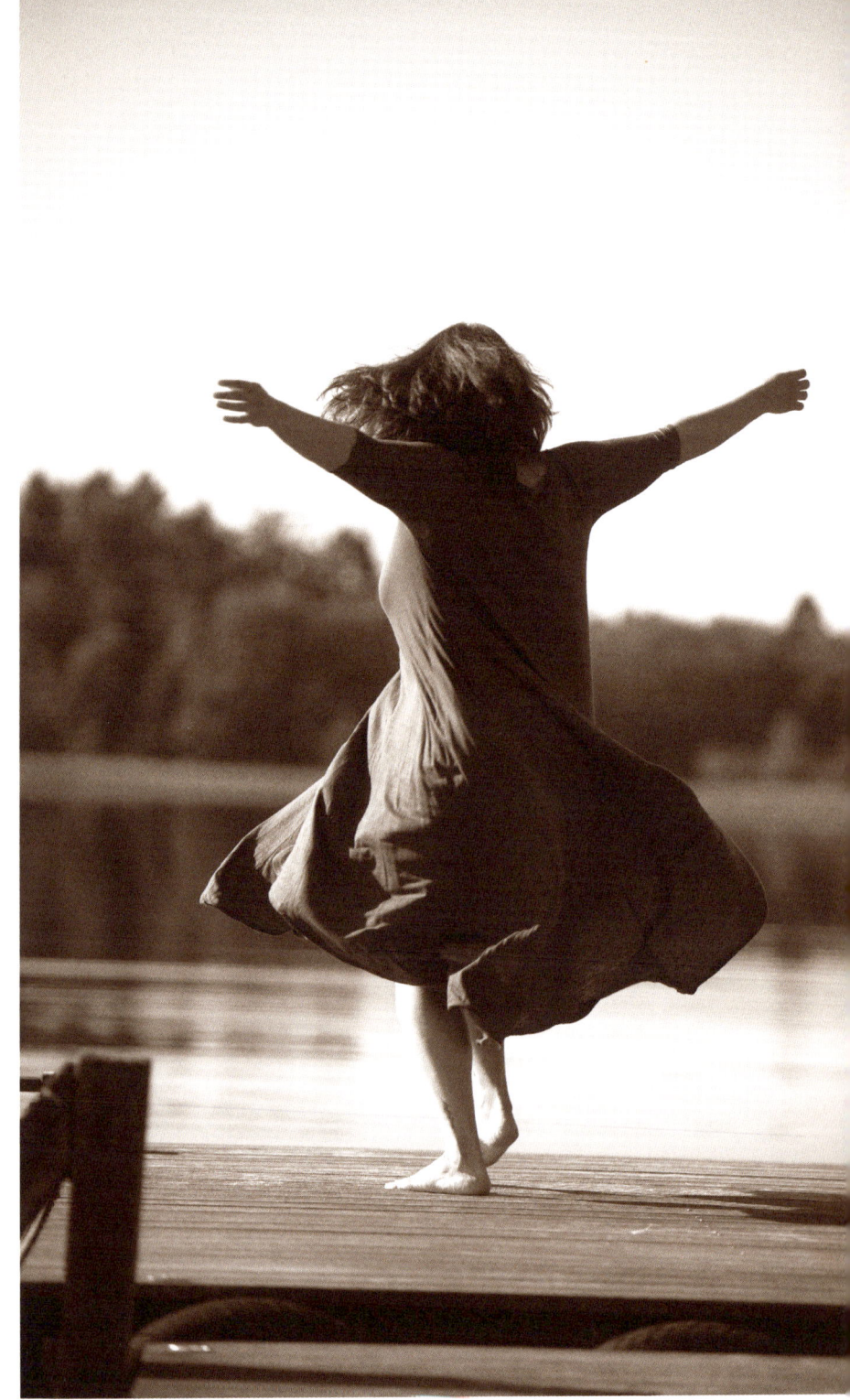

KAPITEL 10:
HEILUNG KOMMT VON INNEN

Mögen die fruchtbare Erde und die Weite des Himmels,
jeder Sonnenaufgang mit seinem Feuer und
das heilige Wasser deinen Weg segnen.

Was versteht man unter Heilung? Was bedeutet Heilung für deinen Körper? Im folgenden Kapitel möchte ich mich mit diesen Fragen befassen. Vorweg sei gesagt: Der Sinn des Heilwerdens ist nicht, für immer glücklich zu werden – das ist unmöglich. Der Sinn der Heilung besteht darin, wach zu bleiben und sein Leben zu leben. Vor allem ist es wichtig, die Welt mit allen unseren Sinnen zu erfahren und uns im Körper lebendig zu fühlen.

IN UNS IST ALLES ANGELEGT

Der Körper ist ein Meister der Regeneration und sehr anpassungsfähig. Er hat enorme Selbstheilungskräfte, die auch ohne unsere mentale Unterstützung wirken. Mein Körper heilt Operationswunden, weiß Fieber zu senken, mein Immunsystem wirkt jede Minute. Auf dieses Körperwissen kann ich mich dankbar verlassen, ohne dass ich daran glauben muss. Mein Körper reguliert permanent und ist stets um Heilung bemüht.

Die Grundlage der alternativen Medizin setzt auf die heilende Kraft der Natur, aus der wir kommen und die wir sind. Sie geht davon aus, dass der Körper die Fähigkeiten hat, sich selbst zu helfen. Es geht nicht darum, den Körper auf biochemische Bestandteile der Organe, Gewebe und Zellen zu reduzieren. Unsere moderne Medizin kann den Körper in Einzelteile zerlegen, um die Funktion eines jeden Teiles zu betrachten, und ein Chirurg kann die störenden, »kranken« Einzelteile isolieren, oder wir beeinflussen unseren Organismus durch Medikamente. Dieser Blickwinkel auf den Körper kann helfend mit eingebunden werden, nur braucht es einen umfassenderen Blick, wenn wir über Heilung sprechen. Heilung verbindet physische, biochemische, psychologische, spirituelle und ökologische Gesichtspunkte.

Darauf möchte ich ein wenig ausführlicher eingehen, da es wichtig ist, die ganze Person zu erfassen. Sowohl seelisch, körperlich als auch geistig. Auf diese Weise lernen wir, uns selbst als Individuen zu betrachten, in vollem Ausmaß unserer Menschlichkeit, angebunden an die Gesetzmäßigkeiten der Natur.

Das Geheimnis der Ausgewogenheit

Wenn wir von Heilung sprechen, dann kommen wir nicht selten an die Grenzen von Logik, Ratio und Verständnis. Wer von uns kennt es nicht, dass ein schwerer Schicksalsschlag unsere Psyche umkrempelt, ein Schock die Persönlichkeit verändert, wir in existenzielle Not geraten oder an unerklärbaren Symptomen leiden, die manchmal plötzlich auftreten und genauso wieder verschwinden. Das Leben beeinflusst uns auf den verschiedensten persönlichen Etappen und auf unterschiedliche Art und Weise. Wir können und sollten uns nicht vom Leben abschotten, selbst wenn wir manchmal gerne auf einen anderen Planeten flüchten wollen. Da wir soziale Wesen sind, brauchen wir andere Menschen und die Umwelt, um zu heilen. Einsamkeit ist weder der Seele noch dem Körper auf Dauer zuträglich. Schlussendlich können wir gar nicht isolierte Organismen sein, da unser Körper in Abhängigkeit von beziehungsweise in Verbindung mit der Natur steht.

Jeder Körper braucht für die Balance seines Wohlbefindens gesundes Wasser, saubere Luft und schadstofffreie Nahrung. In einer stark verschmutzten und manipulierten Umwelt kann kein Mensch von Gesundheit sprechen, da der negative Einfluss auf unser feines Organsystem zu groß ist. Ein gesunder Organismus kann nur in einer gesunden und ausgeglichenen Umwelt bestehen und sich selbst erhalten. Was für mich ungesund ist, ist in der Regel auch ungesund für die Gesellschaft, bedroht das Gleichgewicht des Ökosystems und umgekehrt.
Alles an unserem Körper reagiert auf Reize. Für mich ist jeder Körper sensibel, weil er auf die feinsten Nuancen eine Reaktion zeigt. Jede Berührung und jeder Klang haben Auswirkungen, vom Muskeltonus bis ins Nervengewebe.
Der Mikrokosmos eines jeden Körpers ist verbunden mit dem Makrokosmos der Erde. Und unsere Erde kann ebenso wenig als eine Maschine betrachtet werden wie unser Körper. Unser Heimatplanet ist belebt und durchdrungen von Energie, von immateriellen Kraftfeldern, die im ständigen Wandel sind. Wenn wir uns also mit Heilung auseinandersetzen, kommen wir nicht umhin, uns mit unseren natürlichen Wurzeln zu beschäftigen.

Was sind unsere natürlichen Wurzeln? Was ist die Medizin, die unserer Körperlandschaft dienlich ist? Stell dir einmal vor, dein Körper sei dein Land, dein Acker, dein Garten.

Jetzt hast du die Wahl, wie du mit diesem Flecken umgehst. Willst du, dass es verwahrlost, soll es ganz karg bleiben, dein Land? Willst du, dass es umgeben ist von wilder Vielfalt und bunten Farben, und möchtest du, dass es dich nährt? Willst du es mit Chemikalien behandeln oder nicht? Willst du, dass deine Erde dich trägt?

Die Wahl und die Entscheidung liegen ganz bei uns. Es ist dein Land. Du kannst dafür die Verantwortung übernehmen oder es sein lassen. Wenn du dein Land wachsen sehen willst, braucht es deine Hinwendung. Jeder Gärtner wird dir bestätigen: Im Garten gibt es vom Frühling an bis in den tiefen Winter hinein immer etwas zu tun. Er verlangt dir Bewegung ab.

Das Gleiche gilt für deine Körperlandschaft. Du musst aktiv bleiben und Interesse haben, sonst wächst nichts, was dich innerlich und äußerlich nährt. Dein Land braucht Wasser, damit alles ins Fließen kommt. Manchmal Dünger und jede Menge Besuch von anderen Lebewesen, damit es fruchtbar wird. Es braucht Sonnenlicht und Schattenplätze. Es braucht Neugier, was da noch kommen mag und überhaupt wachsen kann. Mit anderen Worten: Ohne echtes Interesse an dir selbst wird dein Land eingehen, veröden oder vertrocknen.

Das heilsame In-sich- und Mit-Fühlen

»Heil« kommt von »heilig«. Und an manchen Tagen wünsche ich es allen Menschen, dass sie ihren kostbaren Leib wie einen heiligen Pilgerort würdigen und anbeten lernen. Ebenso unsere Erde.

UNSER TIEFES KÖRPERWISSEN, UNSERE INNERE STIMME, UNSERE AUTHENTIZITÄT, UNSERE GANZE LEBENSFORM GILT ES ZU EHREN, ZU LIEBEN UND ZU LEBEN.

Wenn es um Heilung geht, kann ich meine ganze Tätigkeit auf ein Wort reduzieren. Ich leiste Erinnerungsarbeit. Ich erinnere an die Wurzel von Menschlichkeit. Dabei erweise ich mich nicht selten als Seelentrösterin, als die Närrin, die an festgefahrener Routine rüttelt, die Unterweltsreisende, die den Schatten beleuchten hilft, oder schlicht als Erinnerungshüterin alten Wissens.

Egal ob in der Einzelsitzung oder in Gemeinschaftsrunden beim Workshop, nichts heilt mehr, als wenn wir uns verbunden und verstanden fühlen. Verbunden mit unserem Körper, verbunden mit der Umwelt, verbunden mit dem kosmisch spirituellen, universellen Geist.

Wenn unsere Bemühungen und Verletzungen gesehen und anerkannt und vor allem auch wertfrei bezeugt werden. Bezeugen bedeutet: Ich sehe dich, ich ehre dich, ich erkenne deinen Schmerz an. Verzeihe dir selbst, bleibe liebevoll zu dir selbst.

So kitschig es klingen mag, ich kann den Satz aus vollem Herzen unterstreichen. Es sind und bleiben die Liebe und das Mitgefühl, die uns heilen.

Ich wurde von Menschen geheilt, die bereit waren, mir Achtung und Respekt entgegenzubringen. Die mich weder manipulieren wollten noch meinen Geist einengten. Es war ihre Zärtlichkeit zum Leben, die mich veranlasst hat, ihnen Beachtung zu schenken, wodurch ich mir selbst Beachtung schenkte. Vor allem war es ihre Überzeugung, dass ich überhaupt gesünder werden kann.

Nichts ist vernichtender für den Heilprozess, als wenn irgendwelche Statistiken und Laborwerte eine Diagnose festlegen ohne die Aussicht auf Linderung oder die Möglichkeit, an Wunder glauben zu dürfen. Ich kenne genügend Frauen, die trotz verklebter Eierstöcke prachtvolle Kinder zur Welt gebracht haben, obwohl es als medizinisch ausgeschlossen galt, dass es überhaupt zur Befruchtung kommen kann. Eine Freundin von mir mit sehr starken chronischen Schmerzen sagt: »Wenn mir jemand rät, ich soll bei Vollmond dreimal um den Baum laufen und dabei ›Heile, heile Segen‹ singen und er meint, es hilft mir, dann würde ich es tun.«

WER HEILT, HAT RECHT. WENN MIR MEIN GLAUBE DABEI HILFT, WIESO NICHT? WENN WIR UNS »GESUNDGLAUBEN« KÖNNEN, DANN SOLLTEN WIR ES BITTE STÄNDIG TUN. ES HAT KEINE NEBENWIRKUNGEN.

Viele Menschen haben ein vorgefertigtes Bild von denen, die eine Heilpraktikerin aufsuchen. Keiner, der zu mir kommt, ist perfekt, ist immer gut zu sich, jeder ist geformt durch seine Lebensgeschichte. Meine Kunden sind weder »superheilig« noch »vegane Super-Hippies« oder glauben an esoterische Verschwörungstheorien. Nein, es sind ganz »normale« Menschen, aus jedem Berufsbereich und jeder Altersstufe. Sie haben alle einen Nenner: Sie geben ihr Bestes. Sie wollen aus dem Hamsterrad des »Nichtsfühlens« und des »Funktionierens« aussteigen. Sie sind lebendig. Manchmal staune ich, was ihr Körper an Folter, Misshandlungen, Entfremdung, Strafe, Erpressung, Sucht, Missachtung alles überlebt hat und wie die funkelnde Lebensfreude und Lust in jeder Zelle des Körpers zu spüren ist.

Was ihnen allen hilft, ist, über ihr Innenleben zu sprechen.

Frau Klee, 33, war eine Workshop-Teilnehmerin, sie hatte ihr ganzes Leben lang das Gefühl, »nicht richtig« zu sein. Sie fühlte sich nicht zugehörig und nicht verstanden. Über Gefühle spricht man nicht – so hatte sie es im Elternhaus gelernt und praktiziert. Als ihr in der Eingangsrunde des Workshops andere Teilnehmerinnen die volle Aufmerksamkeit für dieses – für sie sehr sensible – Lebensthema schenkten, flossen Tränen der Heilung, weil sie sich endlich einlassen konnte, ohne sich abgetrennt oder besonders schräg zu fühlen. Es ist besser zu fühlen, als nicht zu fühlen, stellte sie fest. So ein einfaches Erleben kann als Schlüsselmoment von Heilung dienen.

Manche Menschen gucken mich schräg an, wenn ich sage, ich glaube nicht an die böse, feindliche Krankheit. Ich glaube an Entwicklung. Krankheit kann nicht vernichtet werden, sie ist ein Energiegefüge im kosmischen Stoffwechsel. Ich kann meinen Fokus nur darauf richten, mich zu entwickeln – oder eben nicht. Ich schwimme mit dem Strom der Veränderungen.

Wenn es mir an etwas mangelt, dann verlangt mein Körper meist nach Bewegung, Berührung, Tanz, Ritualen, Musik, Meditation oder Kreativität.

Es sind die Heilkunst und die Hingabe an die Veränderungen, die mich immer wieder an den Sinn aller Entwicklungen und Prozesse glauben lassen. Wenn wir heil werden wollen, sollten wir unsere Herzen öffnen und sie trotz Verletzlichkeit nicht schließen. Die Wunden unserer Körperlandschaft können heilen, wenn wir die Liebe dorthin eindringen lassen. Jede Heilung, die wir erfahren, heilt die Wunden der Vergangenheit automatisch mit. Sich weich zu machen für diesen Prozess, ist der Weg. Sich immer wieder zu erinnern, dass wir die Wahl haben, hin- und herzupendeln zwischen den Verletzungen aus der Vergangenheit und der Fülle der Gegenwart. Es ist das Pendeln, das die Heilung bewirkt. Das Leben ist ein fließender Kreislauf und kein starres Gebilde. Bleiben wir stehen, dann stagniert der Prozess.

HEILUNG BEDEUTET, DASS WIR GLEICHZEITIG ZERBROCHEN UND GANZ SEIN KÖNNEN. SOMIT SIND WIR MAL STARKE, MAL SCHWACHE GESCHÖPFE, UND DAS IST GUT SO.

Von Herzen wünsche ich dir: Liebe dein Selbst, ehre deine Körperlandschaft mit all ihren Eigenheiten. Trau dich, hin- und herzupendeln, und vertraue deinem Körperwissen!

AFFIRMATION
ICH BIN DURCHDRUNGEN VON LIEBE UND MITGEFÜHL. ICH HABE ALLES, WAS ICH BRAUCHE. IN MEINEM HERZEN IST EINE UNERSCHÖPFLICHE QUELLE AUS KRAFT UND VERBUNDENHEIT. ICH BIN FREI, MUTIG UND VOLLKOMMEN.

Kleine Körperkunde
Jeder Mensch ist einzigartig. Er hat einen individuellen Geruch, individuelle Fingerabdrücke und einen individuellen Zungenabdruck.

Gute Wünsche

Möge der Geist dieses Buches dich erinnern,

dass dein Körper einzigartig ist.

Möge er dich daran erinnern,

dass dein Seelenlicht gedimmt sein kann,

aber niemals gelöscht werden kann.

Möge er dich daran erinnern,

dass es die Sonne ist, die deine Knochen stärkt.

Möge er dich daran erinnern,

dass die Nacht dich zum Träumen einlädt.

Möge er dich daran erinnern,

dass das Wasser alles ins Fließen bringt.

Möge er dich daran erinnern,

dass du mit jedem Tier, mit jeder Pflanze, jedem Element verwandt

bist.

Möge er dich daran erinnern,

dass du und dein Körper weise seid.

Möge er dich daran erinnern,

deinen Namen zu flüstern, voller Mitgefühl für dich selbst.

Möge er dich daran erinnern,

dass es die Erde ist, die dich trägt, und wenn deine Zeit reif ist, sie dich

ganz in sich aufnimmt und wandelt.

DANK

Dieses Buch wäre nicht ohne die tatkräftige Unterstützung meiner Agenten und Freunde Peter Käfferlein und Olaf Köhne zustande gekommen. Ich danke euch sehr für euer Vertrauen und euren unermüdlichen Einsatz. Dass ihr so sehr an mich glaubt, bestärkt mich, und jede Zusammenarbeit mit euch geht mit Vergnügen einher.

Dem Irisiana Verlag, insbesondere Hannes Frisch, Maren Richter und Harald Kämmerer, danke ich für die nun schon zweite sehr schöne Zusammenarbeit.

Sebastian Fuchs: Danke für deine Bilderkunst.

Martin Stiefenhofer danke ich fürs Lektorat.

Meiner Freundin Prisca Geissler möchte ich fürs Korrigieren des Textes und ihre wertvollen Tipps danken.

Philine Jaffke, du warst ein Rettungsanker!

Steffi Habersaat, Inci Orhun, eure Worte haben mir sehr viel Kraft und vor allem Inspiration gegeben. Von Herzen ein sehr großes Dankeschön!

Achim Pauly, du bist und bleibst der beste Motivator.

Allen meinen Patienten ein herzliches Dankeschön für ihr Vertrauen. Ihr seid einfach wunderbar!

Meinen beiden Geschwistern und meiner Mutter danke ich für den Rückhalt!

Mein Dank gilt darüber hinaus Doris Löwisch, Andrea Gärtner, Kerstin Winterfeld, Irmhild Kaiser, Miguel Gahn, Anne Schnitzius, Balthasar Balz, Hannah Güntert und Tom R. Schulz.

Raimund Hopf, danke für deine Liebe und Geduld bei der Videogestaltung.

Geliebte Natur, du bist mein Guru! Danke für deine Fülle. Und euch, liebe Leserinnen und Leser: Danke, möget ihr noch besser auf euch selbst achten. Ihr formt die Schönheit dieser Erde mit eurem einzigartigen, wundervollen Körper.

ÜBUNGSVERZEICHNIS

ISBN 978-3-424-15362-0

1. Auflage

© 2020 by Irisiana Verlag, einem Unternehmen der Verlagsgruppe Random House GmbH,
Neumarkter Straße 28, 81637 München

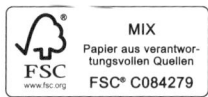

Verlagsgruppe Random House FSC® N001967

Projektleitung: Hannes Frisch
Lektorat: Martin Stiefenhofer
Satz: Uhl + Massopust GmbH, Aalen
Korrektorat: Susanne Schneider
Layout und Herstellung: Angelika Tröger
Bildredaktion: Sabine Kestler
Bildnachweis: Alle Bilder: Sebastian Fuchs, Hamburg

Umschlaggestaltung: Geviert Grafik & Typografie
unter Verwendung eines Motivs von Arcangel/Joana Kruse
Litho: Uhl + Massopust GmbH, Aalen
Druck und Bindung: Print Consult GmbH, München
Printed in Slovakia

Ebenfalls von der Autorin
im Irisiana-Verlag erschienen:

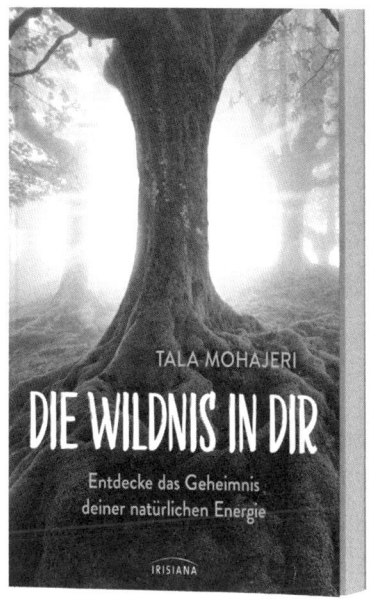

192 Seiten | € 20,00 [D] | 978-3-424-15323-1